예신이 예랑이의 빛나는 순간을 위해

웨 딩
다이어트
100일 대작전

— 저자 박상우 지음 —

목 차

01 웨딩 다이어터분들에게

1. 100일의 시간, 그리고 효과적인 웨딩다이어트 — 06
2. 운동 VS 보조제 예신이 예랑이 당신의 선택은? — 07
3. 식탐의 유혹 - 비교적 손쉬운 식단관리 비법 — 08
4. 체지방 감량을 위한 최고의 솔루션! — 10
5. 일반적으로 알고 있는 다이어트에 대한 진실 혹은 거짓 — 12
6. 어울리는 예복 골라보기 — 14
7. 예신이와 예랑이를 위한 달다 달아 ~ 꿀팁 — 16

02 부위별 셀프케어 & 스트레칭

1. 쇄골, 어깨라인(승모근) 셀프케어 & 스트레칭 — 19
2. 등 셀프케어 & 스트레칭 — 21
3. 팔뚝 셀프케어 & 스트레칭 — 23
4. 골반, 엉덩이 셀프케어 & 스트레칭 — 25
5. 종아리 셀프케어 & 스트레칭 — 27
6. 커플 스트레칭 — 29

03 부위별 운동방법 & 효과

등 운동 동작

1. 랫풀다운(Lat Pull Down) — 35
2. 밴드 로우(Row – Band, Seated) — 36
3. W 레이즈(W Raise) — 37
4. 암 풀 다운(Arm Pull down) — 38
5. 덤벨 로우(Row - Dumbbell, Bent Over) — 39
6. 코브라 자세(Bhujangasana) — 40
7. 짐볼 백 익스텐션(Back Extension) — 41

가슴 운동 동작

1. 덤벨 벤치프레스(Bench Press - Smith Machine) — 42
2. 덤벨 플라이(Fly - Dumbbell) — 43
3. 푸시업(Push - up) — 44

어깨 운동 동작

1. 프런트 레이즈(Front Raise - Dumbbell) — 45
2. 사이드 래터럴 레이즈(Side Lateral Raise) — 46
3. 업라이트로우(Upright row) — 47

팔 운동 동작

1. 덤벨 컬(Curl - Dumbbell) — 48
2. 덤벨 킥백(Kick Back - Dumbbell) — 49

하체 & 힙 운동 동작

1. 힙 브릿지(Hip Bridge) — 50
2. 덩키킥(Donkey Kick) — 51
3. 클램쉘(Clamshell) — 52
4. 힙 스러스트(Hip Thrust) — 53
5. 사이드 런지(Side Lunge) — 54
6. 굿모닝 데드리프트(Goodmorning Deadlift) — 55
7. 데드리프트(Deadlift - Dumbell) — 56
8. 힙어브덕션(Abduction) — 57

코어 & 복부 운동 동작

1. 플랭크(Plank) — 58
2. 크런치(Crunch) — 59
3. 레그레이즈(Leg Raise) — 60
4. 케틀벨 사이드 밴드(Exercise Kettle Bell Side Band) — 61
5. 사이드 크런치(Side Crunch) — 62
6. 러시안 트위스트(Russian Twist) — 63

전신 운동 동작

1. 버피 테스트(Burpee Test) — 64
2. 마운틴 클라이머(mountain Climber) — 65

커플 운동 동작

1. 레그레이즈 & 점프(Leg Raise & Jump) — 66
2. 스쿼트 & 무릎차기(Squat & Running) — 67
3. 암워킹(Arm Walking) — 68
4. 커플 런지(Lunge) — 69
5. 마주보고 수건 이용하여 당기기 — 70
6. 플랭크 & 버피점프(Plank & Bupee Jump) — 71
7. 레그프레스(Leg Press) — 72
8. 커플 트위스트(Twist) — 73
9. 사이드 플랭크(Side Plank) — 74
10. 커플 게 걸음 — 75
11. 푸시다운(Push Down) — 76
12. 와이드 스쿼트(Wide Squat) — 77

04 따라 하기 쉬운 운동 루틴

1. 예신이를 위한 따라하기 쉬운 운동루틴 — 80
2. 예랑이를 위한 따라하기 쉬운 운동루틴 — 82

05 마이 체크리스트

1. 예신이와 예랑이를 위한 치팅데이 꿀팁 — 85
2. 예신이와 예랑이를 위한 식단 계획 — 86

프롤로그

"누구보다 빛나는 순간, 모두의 축복을 받는 그날
웨딩드레스와 슈트를 입은 당신의 모습을 상상하라!"

-

웨딩 전, 성급하게 다이어트를 하는 분들은 체중 감소는 가능하지만

같은 시간 대비 효율적이고, 체계적인 다이어트를 하는 분들에 비해

체중 감소와 바디 라인의 완성도가 비교적 아쉽습니다.

웨딩다이어트 100일 대작전과 함께 적절한 시간을 두어

효율적이고, 체계적인 다이어트로

더욱 멋지고 아름다운 그날의 주인공이 되시길 응원합니다!

-

박상우 드림

01
웨딩 다이어터분들에게

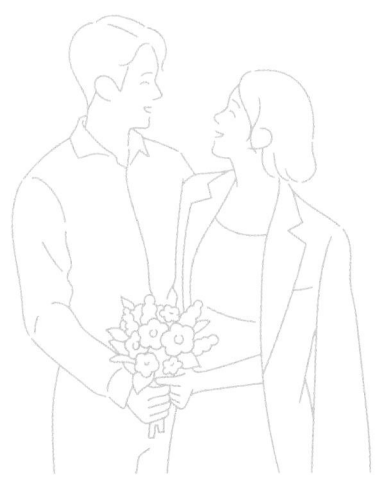

웨딩 다이어터분들에게
100일의 시간,
그리고 **효과적인 웨딩 다이어트**

웨딩 다이어터들은 시간에 구애를 많이 받는다.

직장인은 직장인대로의 고충, 본식 예복 결정, 청첩장 전달을 위한 만남, 그 외 각종 술자리와 모임 등 다양하다. 그 덕분에 오히려 살이 찌게 되는 경우가 많다. 어떻게 체계적으로 준비를 할지, 식단은 어떻게 되는지 궁금증이 많을 수밖에 없다.

웨딩 다이어트를 생각한다면?

단기적으로 한 달 정도를 생각할 수 있다. 몸의 탄력을 잃지 않고 건강하게 다이어트하려면 약 1주일에 0.5~0.9kg 정도를 감량하는 것이 적당하고, 얼굴 브이라인 변화를 가시적으로 느끼기 위해서는 1개월 정도의 시간이 필요하다.
하지만 처음 운동하는 접하는 이들은 한 달이라는 시간 동안 자극을 찾다가 그 시간을 모두 소모한다. 정확하고 스마트한 다이어트를 위해 100일 정도로 비교적 여유로운 시간을 계획하면 약 6kg~12kg 정도의 다이어트를 할 수 있다.

물론 개개인의 체형과 하루 활동량에 따라서 다르다. 처음부터 잘 빠지는 사람이 있는 반면, 천천히 시간을 두고 운동해야 잘 빠지는 사람도 있다. 개개인의 식습관, 운동 습관, 다이어트를 위한 의지에 따라 감량하는 속도 차이가 발생한다.

하.지.만 걱정하지는 않았으면 좋겠다. 왜냐? 안 빠지는 사람은 없다!

그리고 근육들은 미세하게 상처가 나고 회복을 하는 과정을 거친다. 이때 충분한 단백질 섭취와 다양한 탄수화물, 지방 섭취를 통해 근육량이 증가하고 체지방이 감소하면서 몸의 라인이 잡힌다. 승모근이나 쇄골, 어깨 라인이 개선되어 예복(드레스, 슈트)을 입었을 때 누구보다 아름답고 멋진 핏을 보여줄 수 있다. 또한 팔뚝살과 등살은 체지방이 감소되어 원하는 핏을 갖게 될 것이다.
쉽지 않겠지만 운동과 식단, 일상생활을 모두 놓치지 않는 의지가 있다면 누구나 성공할 수 있다.
그 의지와 함께 당신은 웨딩 당일 누구보다 빛나는 순간을 맞이할 수 있다.

웨딩 다이어터분들에게

운동 VS 보조제
예신이, 예랑이 당신의 선택은?

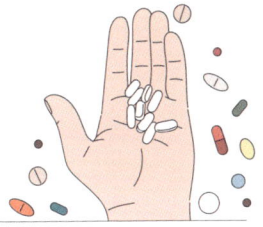

검색만 해봐도 다양한 카페들과 정보들이 쏟아진다.

하지만 다이어트에 가장 중요한 운동에 대해 자세하게 알려주거나 운동을 해야 하는 이유에 대해 알려주는 정보들은 예신, 예랑이들에게 익숙지 않다.
고객님의 예를 들면 처음에 왔을 때 약을 복용하고 있었고, 식단은 샐러드, 두부가 끝이었다.
완성도 있게 짜인 식단이 아니기에 속도 좋지 않고, 어지럼증 및 두통과 함께 살이 빠지지도 않았다.
왜 그럴까? 약에 의존을 하게 되면 그만큼 더 빠질 것이라는 안도감에 마음 놓고 먹게 되고, 운동을 우선순위로 생각하지 않는다. 그러므로 정확한 식단과 적절한 운동 방법을 통해 계획적이고 효과적으로 접근해야 한다.

처음에는 몸 안에 있는 부기가 빠지는 단계를 거친다.

개인에 따라 다르지만 보통 2주 정도의 시간이 지나면 몸 안에 필요 없는 수분 등이 빠지고 나의 진짜 몸무게가 된다. 이때, 부기를 잘 빼기 위해 나트륨 줄이기, 칼륨 먹기(바나나, 저지방 우유), 물 많이 먹기, 오메가3, 마그네슘 섭취 등의 방법이 있다. 이후에는 유산소성 운동과 근력운동이 체지방을 태우는 기반이 되어 점차적으로 몸이 변화되는 것이 보인다. 이를 확실하게 비교하기 위해서 매일 같은 장소, 같은 시간에 사진을 남겨놓는 것이 좋다. 다만 변화의 차이가 기대만큼 크지 않아 상심하는 것은 금물이다.

웨딩 다이어트는 D-day가 다가올수록 스트레스와 신경 쓸 일이 많아진다. 누적되는 스트레스로 인해 체력 저하가 올 수도 있다. 상황에 맞게 효과적인 웨딩 다이어트를 위해 예신, 예랑이들의 몸 상태에 맞는 맞춤형 운동, 통증 개선, 체형 교정 등도 필요하다.
결과적으로 약이나 보조제보다 운동을 통해 탄수화물, 지방을 태워 에너지를 만들고 점진적으로 운동 강도를 올려가며 다이어트하는 것이 효과적이다. 자신이 건강해짐을 느끼고, 외형의 변화를 체크하며 몸을 만들어야 성취감을 느낄 수 있다. 또한, 이러한 좋은 운동 습관은 결혼식 뿐만 아니라 인생을 위한 건강한 습관이 될 수 있다고 생각한다.

웨딩 다이어터분들에게
식탐의 유혹
비교적 손 쉬운 식단관리 비법

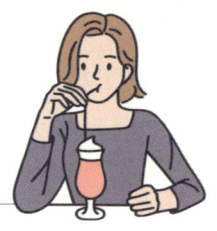

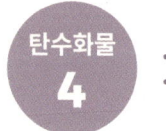 : 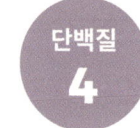 :

탄수화물, 단백질, 지방의 하루 섭취 비율은 4:4:2가 가장 적당하다.

평소에 섭취하는 탄수화물의 양, 활동량, 운동량에 따라서 탄수화물 양이 줄거나 늘어날 수 있다. 우리가 계획한 웨딩 다이어트는 약 100일 대작전이다. 작전을 성공하기 위해서 효율적인 식단 관리가 중요하다. 공복감이 적고, 속에 부담스럽지 않도록 꾸준히 하기 위해 처음 한 달은 현미밥과 야채, 단백질이 골고루 구성된 식단을 추천한다.

예신이를 위한 식단

현미밥 130g, 단백질(닭 가슴살 100g, 각종 생선 100g), 지방(매 끼니 아몬드 5알, 하루치 견과 한 봉지 - 하루에 나눠서 먹기 또는 아보카도 1/4 중에 하나를 선택해서 먹는 것이 좋다.)
이후 체중 감소량에 따라 정체 기간이 올 수 있다. 이때는 탄수화물을 바꿔주어야 한다. 대체 탄수화물은 고구마와 단호박을 추천한다. 고구마는 100g, 단호박은 150g 중 선택하여 시작한다. 결혼식 전 감량 상태를 보고 2주 정도 남았을 때 단호박 100g을 탄수화물로 섭취하면 감량에 도움이 된다.

예랑이를 위한 식단

현미밥 200g, 단백질(닭 가슴살 100g 또는 각종 생선 100g), 지방(매 끼니 아몬드 6알, 아보카도 1/2정도 중 하나를 선택해서 먹는 것이 좋다.)
이후 고구마는 150g, 단호박 170g 중 선택하여 시작한다. 결혼식 전 감량 상태를 보고 2주 정도 남았을 때 단호박 100g을 탄수화물로 섭취하면 감량에 도움이 된다.

이렇게 챙겨 먹을 시간이 없다면 다이어트 도시락을 추천한다. 요즘 도시락은 영양 구성을 잘 고려해 만들기 때문에 웨딩 전 바쁘고 시간이 부족하다면 도시락을 구비하여 냉동실에 보관하여 끼니 때마다 단백질(닭 가슴살, 닭 안심살, 생선, 해산물 등)을 추가적으로 먹는 것을 추천한다.

다이어트 중에는 각종 제로 칼로리 음료, 탄산수, 에너지 드링크(노랑, 흰색, 초록색), 아메리카노, 아몬드 두유, 프로틴 보충제 등을 먹는 것이 좋다. 야채는 브로콜리, 오이, 파프리카, 당근, 버섯, 양파, 마늘, 아스파라거스 등을 먹는 것이 좋으며, 다이어트 소스는 스리라차 소스, 노슈가케첩 & 머스터드 소스 정도가 적당하다.
만약 외식이나 치팅을 해야 하는 경우 소고기, 연어, 회, 해산물 등이 비교적 가볍다. 하지만 외식의 경우 설탕, 소금 등 조미료가 많이 들어가기 때문에 되도록 반찬은 먹지 않고, 메인요리만 먹는 것을 추천한다.

운동 전, 운동 후에는 빠르게 단백질을 섭취하는 것이 좋다.

단백질 보충제를 한 스쿱 또는 바나나 1개 정도 먹는 것이 좋다. 시간이 여유로울 경우 운동을 끝내고 자연식(닭 가슴살)으로 천천히 꼭꼭 씹어서 먹는 것이 소화 및 흡수에 도움이 된다.
바나나를 먹지 못할 경우에는 사과 1/2 정도 대체하여 먹는 것을 추천한다. 아침 대용으로는 오트밀 20g + 저지방 우유 1팩(200ml) + 단백질 보충제 1스쿱 + 블루베리 한 줌을 믹서에 갈아 먹으면 효과적이다. 유당불내증이 있는 분들은 시중에 유청 분리가 된 제품들이 많기 때문에 일반 우유를 대체하여 먹는 방법도 있다.

마이 체크리스트에서 더 자세한 식단 관리 비법을 확인하세요!

웨딩 다이어터분들에게

체지방 감량을 위한
최고의 솔루션!

체지방을 빼는 최고의 방법은 식단과 운동의 병행이다.

운동 전 스트레칭 케어, 컨디셔닝 케어를 통해 뭉친 근육을 풀어주고 운동을 진행하는 것은 관절의 유연성이 늘어나 운동 효율과 안전성에 좋다.

근력운동은 1시간 안에 끝내는 것이 효과적이다.

쉬는 시간을 줄여서 강도 있게 운동을 해주는 것이 좋다. 단백질은 시간이 없어서 한 번에 많이 먹어야 할 때가 오는데 그때는 닭 가슴살, 닭 안심, 소고기, 생선 등을 200g 정도 먹어주면 근육 합성에 큰 도움이 된다. 근력운동을 잘해주면 탄수화물을 사용하는 시점을 지나 지방을 사용하는 시기가 온다. 이러한 이유 때문에 유산소를 같이 병행하는 것이 좋다. 유산소는 자전거, 러닝머신, 등산 등이 있다.

러닝머신은 6단계로 2분 걷고, 12단계로 1분 뛰는
인터벌트레이닝이 효과적이다.

시간이 없을 경우에는 30분 안에 10set로 빨리 끝내는 것이 좋고, 자전거는 강도를 5단계 이상으로 1시간 정도 운동하는 것이 체지방을 감량하는 데 큰 도움이 된다.

식단이 제한이 과하면 몸에서
수분이 빠져나가지 않고 부기가 생긴다.

성급하게 감량하기보다 식단을 잘 지키며 굶지 않는
다이어트를 해야 몸의 탄력을 살리는 동시에
날씬한 몸매를 가질 수 있다.

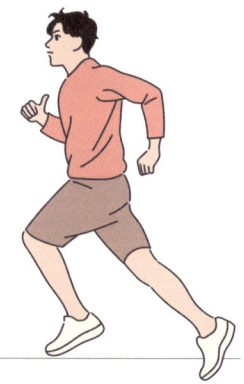

근력운동은 왜 1시간 이내로 끝내야 할까?

여기에는 다양한 이유들이 있는데 같이 알아보자. 근력운동을 진행하게 되면 근육에 미세하게 손상을 입고 휴식을 취하며 회복되는 주기를 가지게 된다.
휴식을 취하는 동안 이전에 있던 근육의 손상을 더 회복하여 근육이 커지게 된다.
운동시간이 길게 되면 그만큼 근육을 회복하는 시간이 길어지게 되고, 1주일에 2시간 이상씩 운동을 하게 되면 1시간씩 운동을 하는 사람보다 살은 많이 빠지겠지만 근 손실이 일어날 수 있어서 효율적으로 1시간 정도 운동을 강도 있게 하는 것이 좋다.

보디빌더가 아닌 일반인들은 2시간 이상씩 하게 되면 오버트레이닝의 결과를 가져오게 되어 면역력이 떨어지고 정신적인 불균형, 심해지면 부상까지 같이 올 수 있게 된다.
그래서 일반인들은 처음에 운동을 시작하고 30~40분 후에 체력과 집중력이 떨어져서 제대로 된 운동을 진행하지 못하게 된다.

이때 효율적인 방법은 가벼운 무게나 맨몸 운동을 통해서 끊임없이 동작을 반복해서 근육 자극에 대해 감을 익히고 근신경계를 발달시켜 나중에 적절한 무게를 통해 근육이 성장하는 것을 기대하는 것이 좋다. 바쁜 웨딩 다이어터들은 시간을 많이 투자할 수 있는 시간이 없어서 1시간 동안 세트와 세트 사이의 휴식을 줄여서 강도 있게 운동을 하는 것이 근력 증가와 체지방 감소에 도움이 많이 되고, 이후에 집에 돌아와서 식단 관리에 집중을 해주는 것이 좋다.

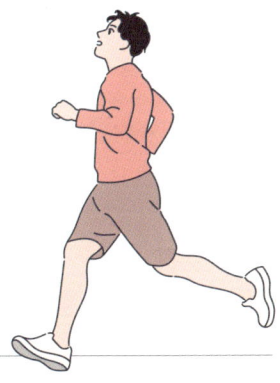

웨딩 다이어터분들에게

일반적으로 알고 있는
다이어트에 대한 진실 혹은 거짓

운동을 하고 바로 음식을 먹으면 살이 찔까?

[거짓] 운동을 하고 나서 영양 섭취는 매우 중요하다. 운동을 진행을 하고 이후 회복하는 과정에서 우리 몸은 영양 흡수율이 제일 좋은 골든타임이다. 그렇기 때문에 고단백질의 식단을 잘 해주어야 하는데 시간이 바쁘다면 단백질 보충제를 통하여 운동 후 한 스쿱 정도 먹으면 좋고, 시간이 여유롭다면 닭 가슴살, 계란, 생선 등의 GI(당) 지수가 낮은 음식들로 식단을 정해서 먹는 것이 체지방 감소에 효율적이다.

상체는 잘 빠지는데 하체가 안 빠지는 것 같아요?

[진실] 우리 몸에는 부위별로 지방분해를 할 수 있는 효소가 다르게 분포되어 있다. 효소를 활성화시키는 지방분해에 효과적인 베타수용체가 얼굴이나 상체에 많이 분포해 있고 지방분해를 억제하는 알파 2수용체는 하체에 많이 분포되어 있다. 하지만 걱정은 하지 않았으면 좋겠다. 안 빠지는 것이 아니라 운동을 꾸준히 하면 살이 빠지는 몸으로 변하고 있고, 하체 운동을 효율적으로 하게 되면 하체도 잘 빠질 것이다.

밤에 음식을 먹으면 살이 더 찐다?

[거짓] 우리 몸은 일일 에너지 총 섭취량과 소비량에 비례하여 다이어트가 된다. 하루를 보내면서 운동과 식단을 열심히 하여 몸 안의 탄수화물이나 지방을 잘 사용을 했다면 밤에 음식을 조금 먹어도 살이 찌지는 않는다. 하지만 계획적으로 식단과 운동을 짜고 진행을 해야 하고 너무 늦은 시간에 먹게 된다면 잠을 충분히 자지 못하고 음식을 소화하려고 에너지를 많이 소비하기 때문에 체지방 감소에 조금은 영향을 줄 수 있다.

나트륨(염분)을 많이 먹으면 살이 찐다?

[거짓] 나트륨 자체는 체지방과 연관이 많이 있지는 않다. 문제는 과도한 나트륨의 섭취에 있는데, 부기와 수분 때문에 일시적인 체중 증가가 유발될 수 있고, 계속해서 음식을 먹고 싶다는 자극을 주기 때문에 식단을 참지 못하고 먹게 되어 체지방이 증가할 수 있다. 또한 ,나트륨은 칼륨과 함께 근육의 신경에 자극을 전달하고 체내 세포의 삼투압을 조절하여 신체의 다양한 생리 기능 유지에 관여하게 된다.

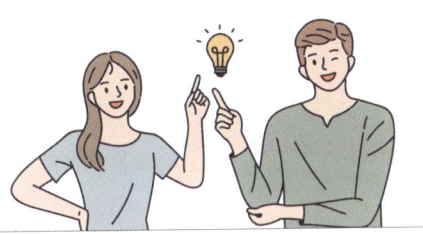

하지만 다이어트 중 저염식, 무염식을 통해 나트륨을 많이 제한하게 되면 빈혈, 무기력증, 현기증 등이 나타나게 되고, 몸의 면역력과 영양불균형이 나타날 수 있기 때문에 체지방을 효과적으로 빼기 위해서는 적절한 나트륨 섭취가 필요하다.

여성이 근력운동을 하면 몸이 많이 커진다?

[거짓] 여성분들이 근력운동을 해도 지금보다 허벅지, 팔뚝은 두꺼워지지 않는다! 운동을 하고 몸이 커지게 느껴질 수는 있는데, 이것은 근육의 펌핑 현상을 통해서 일시적으로 커 보이는 것뿐이다. 근육이 커지려면 테스토스테론이라는 남성호르몬이 필요하게 되는데, 여성은 남성의 약 1/10만 가지고 있기 때문에 그만큼 더 운동을 해야 하고 오히려 근력운동을 잘할 경우에는 탄력적이고 예쁜 몸 라인을 가질 수 있을 것이다.

식단 조절만으로 다이어트는 가능하다?

[진실 or 거짓] 운동을 열심히 하지 않아도 다이어트는 가능하다. 다만, 과체중에서 정상체중으로 돌아오는 데 도움이 될 수는 있겠지만 우리가 원하는 몸매를 가지려면 필수적으로 운동이 병행이 되어야 한다. 그리고 살아가면서 똑같은 방법의 식단 조절은 한계가 있기 때문에 근본적인 근육량과 대사량의 증가, 체지방 감소를 위해서는 근력운동과 유산소 운동을 적절하게 섞어서 하는 것이 좋다.

특정 부위의 살을 빼기 위해서는 부위 운동만 하면 될까?

[거짓] 지방의 특성은 특정 부위의 지방을 제거할 경우 그 자리를 채워넣는 성질이 있기 때문에 전체적으로 강도 있는 운동을 해주고, 체지방이 빠졌을 때 보이는 근육들을 위해 부위별 운동을 진행을 해주어야 한다.

땀을 많이 흘리면 체지방 감소에 도움이 많이 될까?

[거짓] 땀을 많이 흘리게 되면 운동에 대한 집중도와 체력이 떨어지게 되기 때문에 체지방 감소에 도움이 되지 않는다. 땀은 99% 수분으로 이루어지고 노폐물은 0.01% 정도밖에 없어서 오히려 많이 흘리게 되면 탈수 증상이 올 수 있게 된다. 이때는 물을 충분히 섭취를 하면서 운동을 해주는 것이 좋다. 그리고 근육과 심장으로 가게 될 혈액들이 피부로 가기 때문에 운동에 대한 효율이 떨어지게 된다.

웨딩 다이어터분들에게

예신이에게 어울리는 예복 골라보기
드레스는 마름이 아닌 라인이다!

머메이드라인 드레스

어깨, 가슴, 골반, 엉덩이 모두 핏한 디자인의 드레스. 여성스러우면서 우아한 라인이 강조된다.

A 라인 드레스

하반신이 A 라인으로 풍성하게 떨어지는 디자인의 드레스. 어깨라인과 팔뚝 라인을

중요한 포인트로 잡을 수 있다. 키가 비교적 아담한 분은 상체와 하체에 균형감을 줘야 키가 커 보인다.

벨라인 드레스

A 라인보다 더욱 풍성하고 봉긋한 디자인의 드레스. 쇄골 라인과 팔뚝 라인이 눈에 띈다.
반면 골반과 엉덩이 볼륨이 컴플렉스라면 벨라인 드레스로 보완이 가능하다.

튜브탑 드레스

어깨를 드러내는 디자인의 드레스. 오프숄더 타입으로 시원하고 탁 트인 느낌이 든다.
엉덩이 볼륨감이 중요하기 때문에 엉덩이 운동을 많이 하는 것이 핏을 살리는 데 효과적이다.

H 라인 드레스

심플하면서도 몸매가 많이 드러나는 디자인의 드레스. 특히 옆구리와 복부 라인이 눈에 띈다.
복근 운동을 많이 하는 것이 핏을 살리는 데 효과적이다.

엠파이어 라인 드레스

고급스럽고 루즈하게 떨어지는 디자인의 드레스. 비교적 짧은 다리를 길어 보이게 한다.
옆 엉덩이와 위의 엉덩이를 발달 시키면 더욱 다리가 길어 보이는 마법을 볼 수 있다.
복부에 비교적 살집이 있는 분 혹은 임산부인 경우, 체형 보완에 효과적이다.

웨딩 다이어터분들에게
예랑이에게 어울리는 예복 골라보기
남자의 슈트는 전투복이다!

키가 크고 마른 체형

마른 체형을 보완하기 위해 부피가 있고 화려한 디자인의 베이지 또는 그레이를 추천한다.
화려한 느낌의 턱시도를 선택하여 어깨 부분을 넓게 보이도록 시선을 유도하는 것이 좋다.

키가 크고 덩치가 있는 체형

큰 덩치를 상대적으로 슬림 하고 탄탄하게 보이기 위해 블랙 또는 네이비를 추천한다.
자켓과 바지는 동일한 색상을 선택하고, v라인이 깊게 파인 자켓이 좋다.
부피감을 줄이기 위해 얇은 소재의 턱시도를 선택하는 것도 센스 있는 방법이다.

키가 비교적 작고 마른 체형

세미 정장 스타일보다는 클래식한 정통 정장 스타일이 키를 커 보이게 하는 효과가 있다.
어깨 라인을 살리기 위해 어두운 색상의 여유로운 투 버튼 자켓을 추천한다.

키가 비교적 작고 통통한 체형

자켓과 바지는 동일한 색상을 선택하고, 중간 두께의 선택하여 건장한 체격으로 보이도록 한다.
자켓이 너무 길 경우 허리가 길어 보일 수 있으므로 적당한 길이감을 맞춰 입는 것이 좋다.

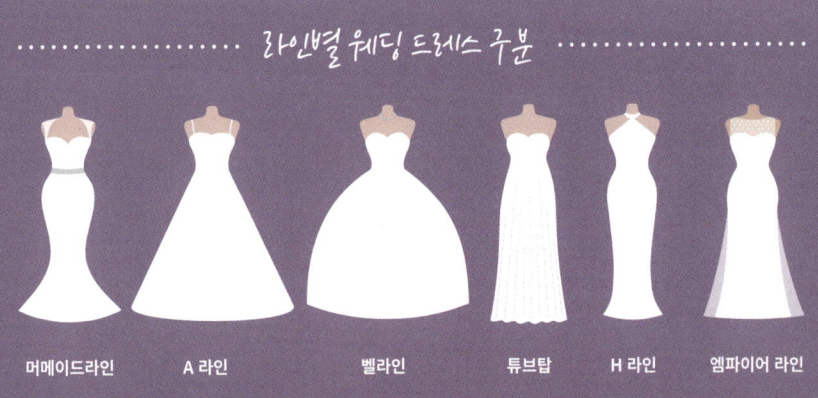

라인별 웨딩 드레스 구분

머메이드라인 · A 라인 · 벨라인 · 튜브탑 · H 라인 · 엠파이어 라인

웨딩 다이어터분들에게

예신이와 예랑이를 위한
달다 달아 ~ 꿀팁

자연스러운 사진을 위해 자나 깨나 표정 연습!

웨딩스냅 촬영 시 몸매 보정은 가능하지만 자연스러운 표정과 분위기, 자세는 연습이 필요하다.
촬영 현장은 더 뻣뻣하고 긴장되기 때문에 충분한 연습을 하고 가는 것을 추천한다!

간단한 핑거푸드나 간식 준비로 센스 있게!

촬영 당일 긴 시간을 보내기 때문에 배가 고프거나 힘들 수 있다. 그럴 때는 웨딩드레스에
흘릴 수 있으므로 간단히 먹을 수 있는 포도주스, 오렌지 주스, 과자 등을 챙겨서 가는 것이 좋다.

손까지 아름다운 웨딩 촬영을 위해!

몸 다이어트는 하는데 손은 관리를 안 하는 분들이 많다. 손 사진, 예물 교환 등의 사진 촬영을 위해서 손
관리를 해주는 것이 좋다. 그리고 결혼식 전전날에는 컨디션을 최고로 올리기 위해서 컨디셔닝 케어를
받아서 잠을 충분히 자고 휴식을 잘 취하는 것이 좋다.

빠른 예약으로 원하는 스.드.메를!

스.드.메는 마음에 드는 곳으로 예약하기 위해 최소 6개월 전에는 진행해야 한다.
준비 과정에서 남성분들은 수동적이기보다 능동적으로 어필하고,
여성분들은 남성분들이 귀찮아하고 협조하지 않는다는 생각보다
여유롭게 진행하고 있다 생각하며 서로 이해해 주면 좋을 것 같다.

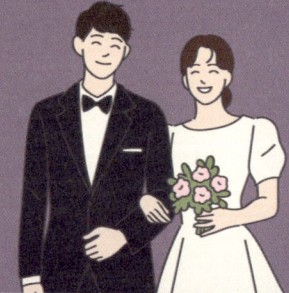

02
부위별 셀프케어 & 스트레칭

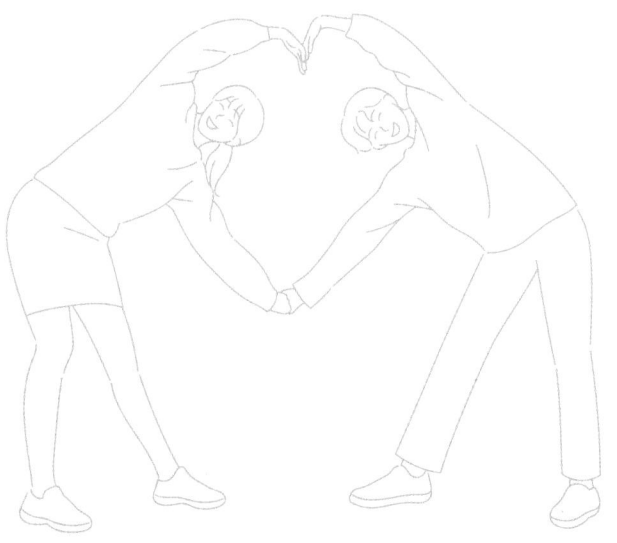

효과적인 셀프케어와 스트레칭을 위한 준비물!

마사지볼 TIP

강도 조절은 어떻게?
마사지볼을 대고 손의 압력을 통해서 눌러주어야 한다.

더 아픈 부위는 어떻게?
3~5초간 살짝 압박해 준 후, 통증이 느껴질 땐 호흡을 깊게 내쉬며 몸에 힘을 빼준다.

폼롤러 TIP

마사지볼보다 넓은 면을 사용할 수 있다는 장점이 있다. 등, 다리, 종아리 근육 등 넓은 부위에 사용하자!

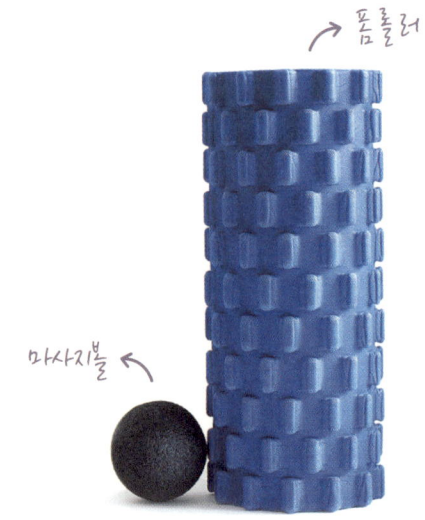

부위별 셀프케어 & 스트레칭

쇄골, 어깨라인(승모근)
셀프케어 & 스트레칭

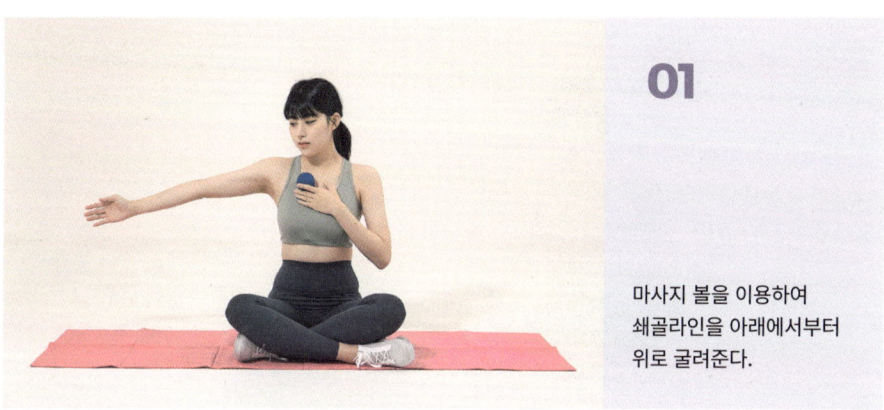

01

마사지 볼을 이용하여 쇄골라인을 아래에서부터 위로 굴려준다.

02

마사지 볼을 굴려줄 때 손바닥을 이용해서 강도를 조절한다.

부위별 셀프케어 & 스트레칭

쇄골, 어깨라인(승모근)
셀프케어 & 스트레칭

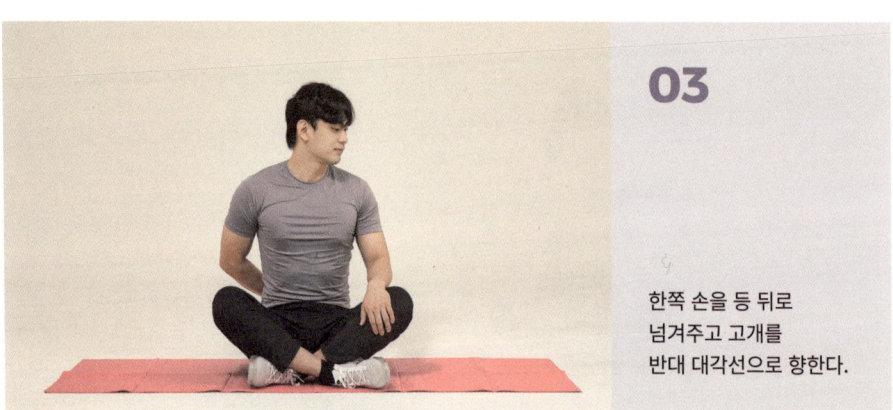

03

한쪽 손을 등 뒤로
넘겨주고 고개를
반대 대각선으로 향한다.

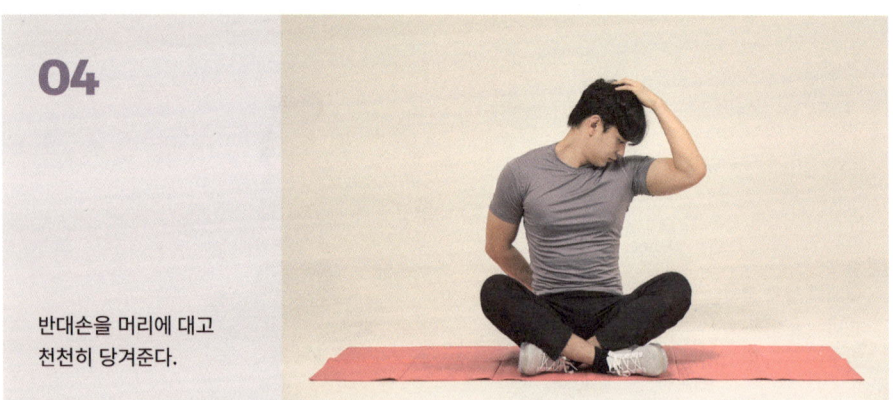

04

반대손을 머리에 대고
천천히 당겨준다.

TIP

덤벨 벤치프레스, 덤벨플라이, 푸시업, 프런트 레이즈, 사이드 래터럴 레이즈
운동 전 또는 후 진행해 주면 운동 효과 증대 및 통증 개선, 부상 방지에 효과적이다.
동작 당 15초~20초 반복하여 충분히 풀어주도록 한다.

부위별 셀프케어 & 스트레칭

등
셀프케어 & 스트레칭

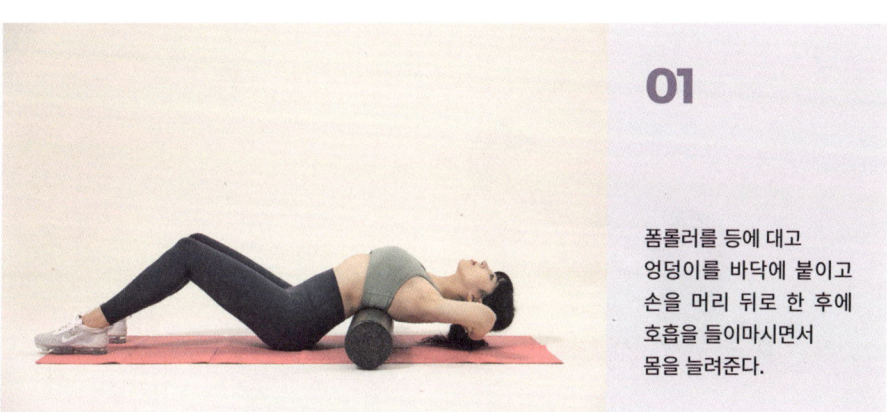

01

폼롤러를 등에 대고 엉덩이를 바닥에 붙이고 손을 머리 뒤로 한 후에 호흡을 들이마시면서 몸을 늘려준다.

02

호흡을 뱉으면서 몸을 말아서 앞으로 나오게 한다.

부위별 셀프케어 & 스트레칭

등
셀프케어 & 스트레칭

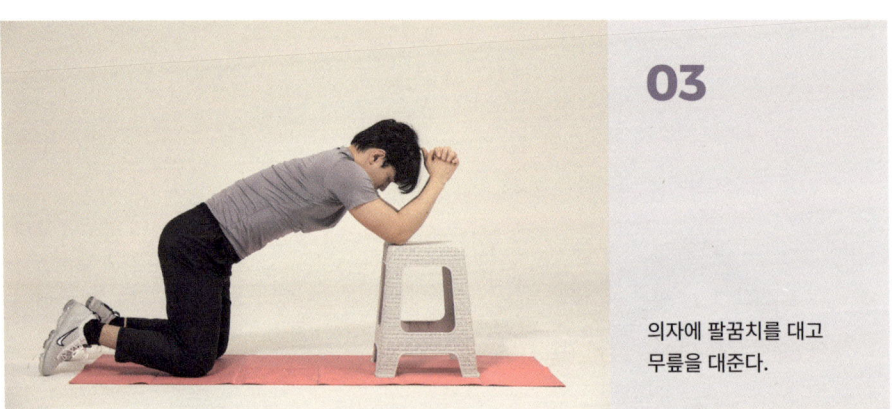

03

의자에 팔꿈치를 대고 무릎을 대준다.

04

허리가 과도하게 꺾이지 않게 상체를 밑으로 눌러주면서 가슴을 펴준다.

TIP

랫풀다운, W레이즈, 밴드로우, 덤벨로우
운동 전 또는 후 진행해 주면 운동 효과 증대 및 통증 개선, 부상 방지에 효과적이다.
동작 당 15초~20초 반복하여 충분히 풀어주도록 한다.

부위별 셀프케어 & 스트레칭
팔뚝
셀프케어 & 스트레칭

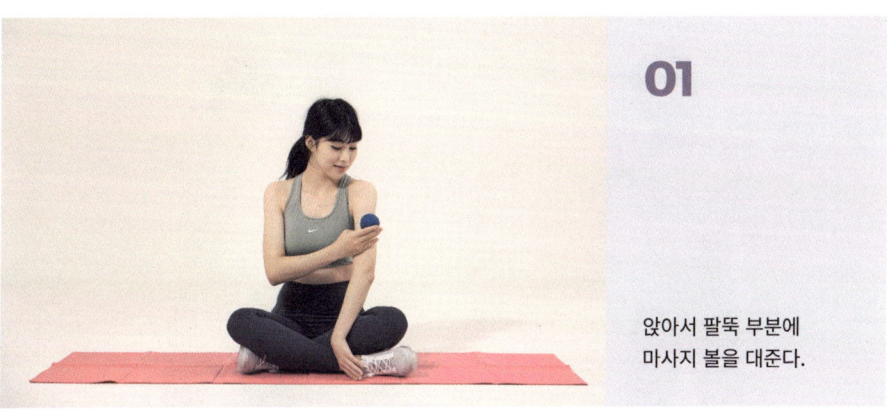

앉아서 팔뚝 부분에
마사지 볼을 대준다.

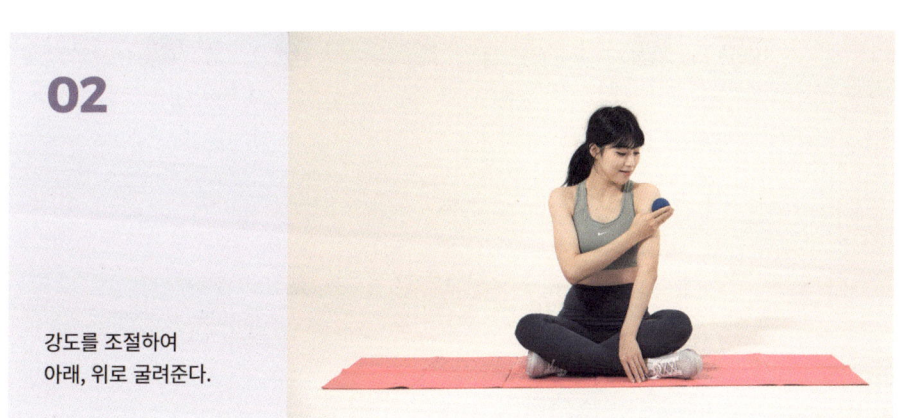

강도를 조절하여
아래, 위로 굴려준다.

부위별 셀프케어 & 스트레칭
팔뚝
셀프케어 & 스트레칭

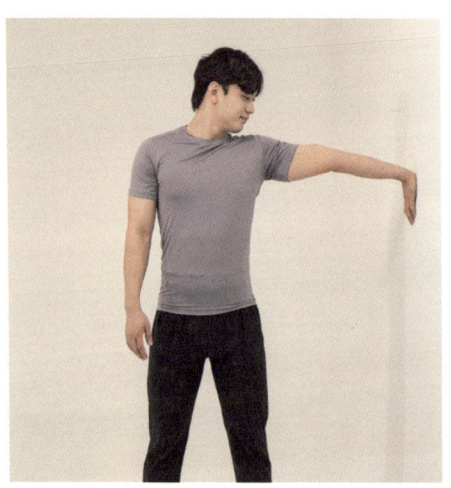 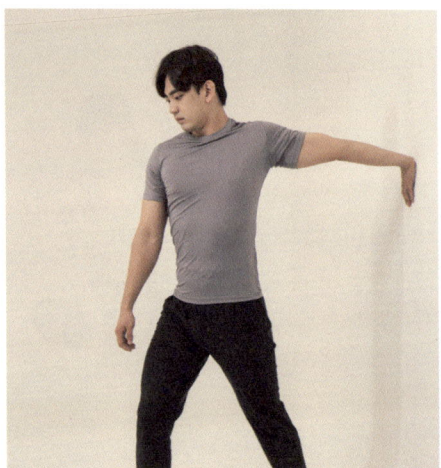

01 벽에 손을 대고 서준다.

02 팔을 끝까지 펴주고, 시선을 반대편으로 해서 승모근이 올라오지 않게 해준다.

TIP
푸시다운, 사이드 래터럴레이즈, 덤벨 벤치프레스
운동 전 또는 후 진행해 주면 운동 효과 증대 및 통증 개선, 부상 방지에 효과적이다.
동작 당 15초~20초 반복하여 충분히 풀어주도록 한다.

부위별 셀프케어 & 스트레칭

골반, 엉덩이
셀프케어 & 스트레칭

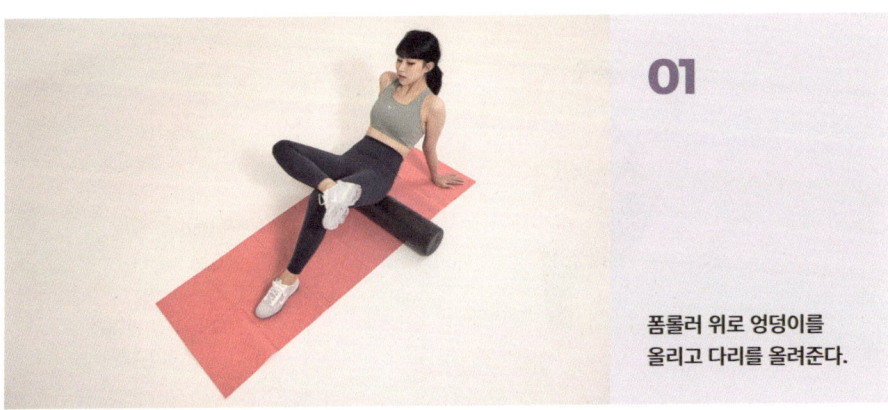

01

폼롤러 위로 엉덩이를
올리고 다리를 올려준다.

02

한쪽 다리를 꼬아서 올리고
좌우로 움직여준다.

15회 정도 한 후
다리를 바꿔준다.

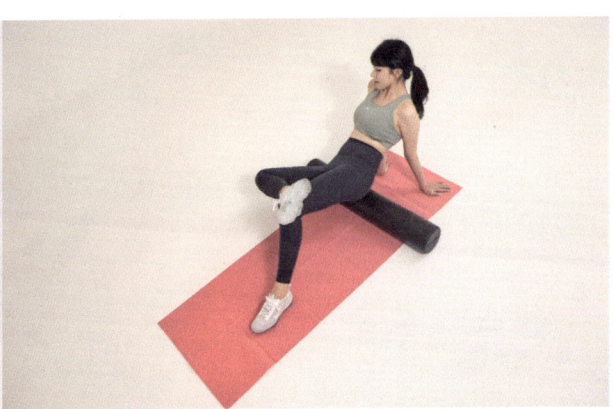

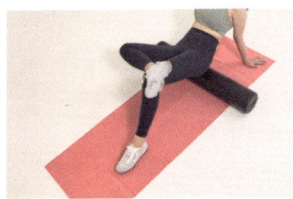 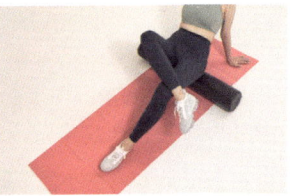

부위별 셀프케어 & 스트레칭
골반, 엉덩이
셀프케어 & 스트레칭

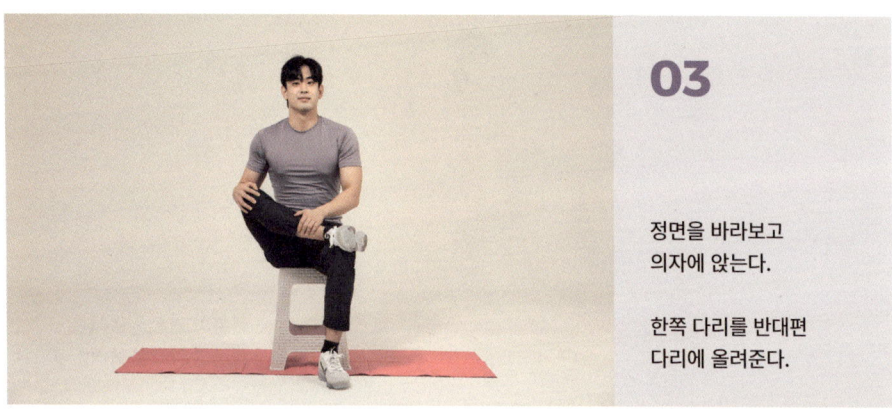

03

정면을 바라보고 의자에 앉는다.

한쪽 다리를 반대편 다리에 올려준다.

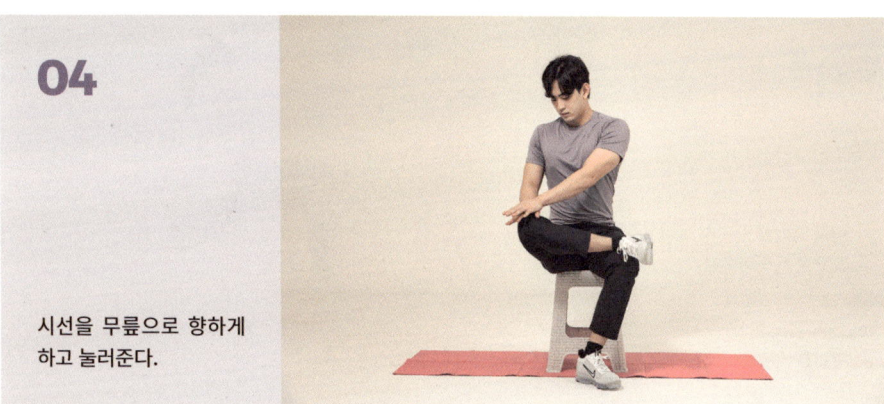

04

시선을 무릎으로 향하게 하고 눌러준다.

> **TIP**

굿모닝 데드리프트, 와이드스쿼트, 데드리프트, 힙브릿지, 덩키킥, 힙 스러스트
운동 전 또는 후 진행해 주면 운동 효과 증대 및 통증 개선, 부상 방지에 효과적이다.
동작 당 15초~20초 반복하여 충분히 풀어주도록 한다.

부위별 셀프케어 & 스트레칭

종아리
셀프케어 & 스트레칭

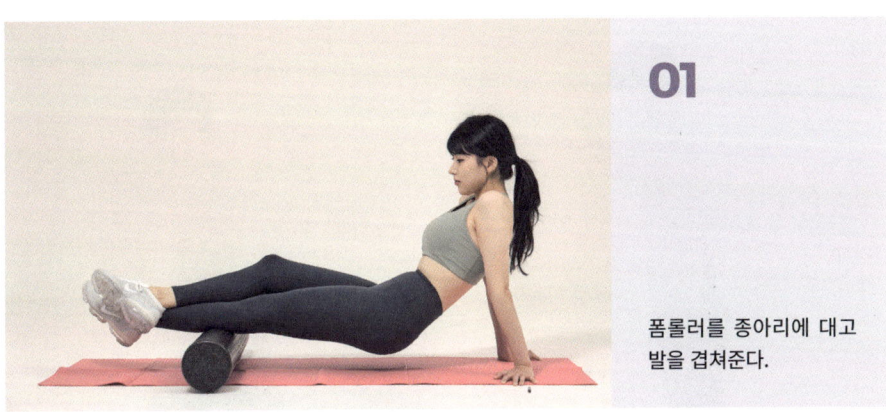

01

폼롤러를 종아리에 대고 발을 겹쳐준다.

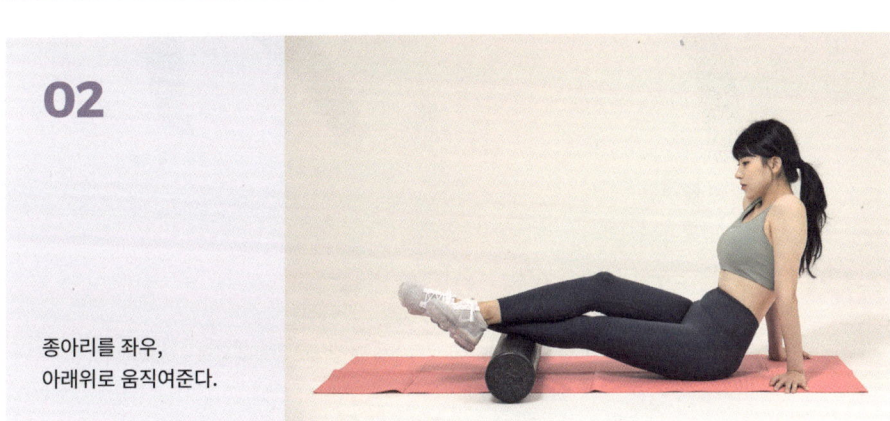

02

종아리를 좌우, 아래위로 움직여준다.

부위별 셀프케어 & 스트레칭

종아리
셀프케어 & 스트레칭

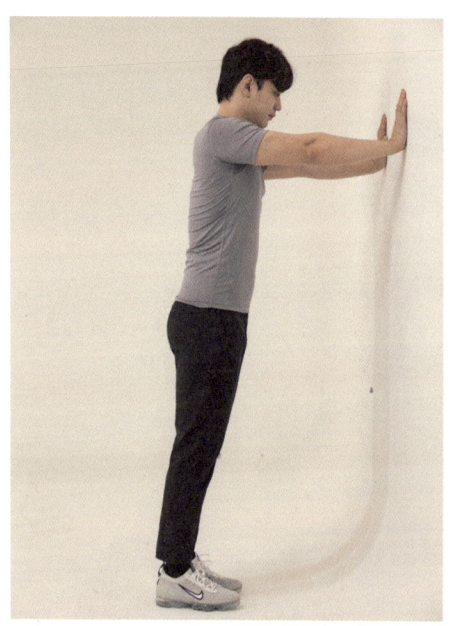 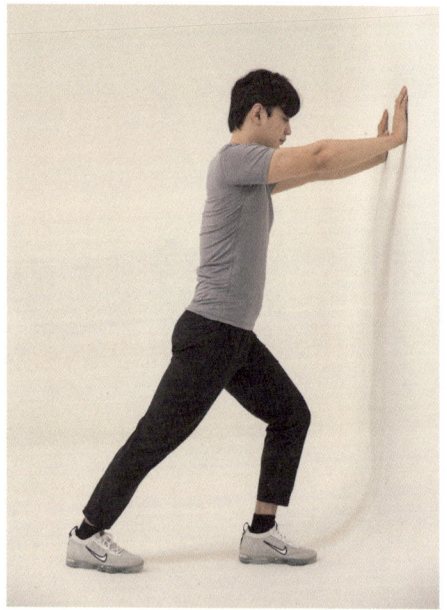

01 벽에 손을 대고 다리를 벌려서 서준다.

02 뒤꿈치가 뜨지 않게 바닥을 눌러주고 뒷다리를 편 상태로 골반을 앞으로 밀어준다.

TIP

마운틴 클라이머, 와이드 스쿼트, 굿모닝 데드리프트
운동 전 또는 후 진행해 주면 운동 효과 증대 및 통증 개선, 부상 방지에 효과적이다.
동작 당 15초~20초 반복하여 충분히 풀어주도록 한다.

부위별 셀프케어 & 스트레칭

허벅지
커플 스트레칭

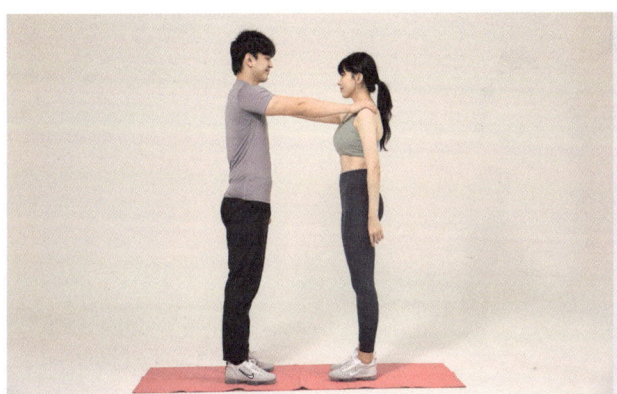

01

서로 마주 보고 서서 한쪽 손을 상대방 어깨 위로 올리고 발목을 잡아준다.

02

허벅지가 늘어나는 자극을 느끼면서 발목을 당겨준다. 다리를 바꿔준다.

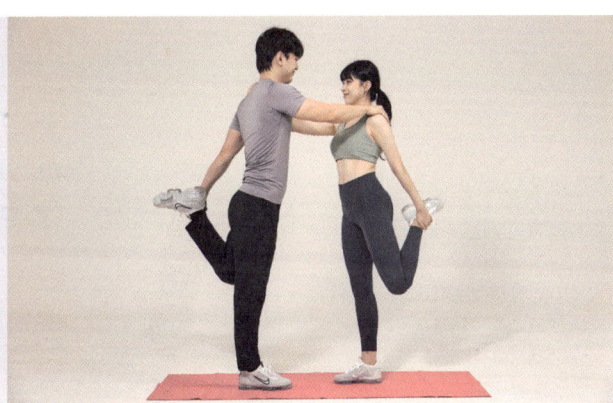

부위별 셀프케어 & 스트레칭
등
커플 스트레칭

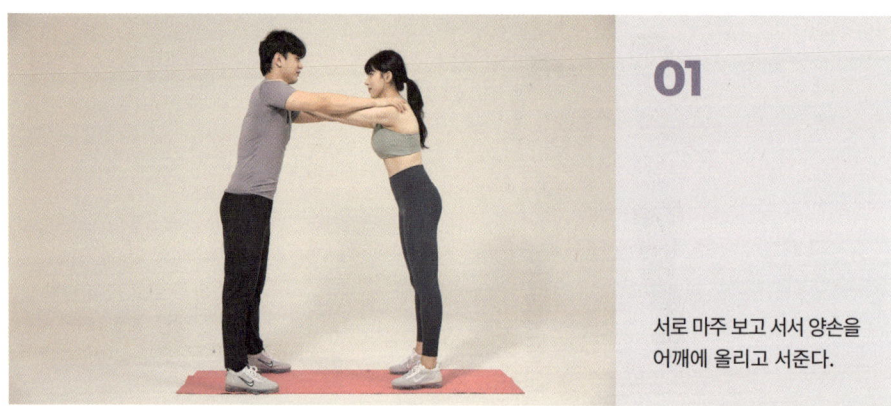

01

서로 마주 보고 서서 양손을 어깨에 올리고 서준다.

02

엉덩이를 뒤로 빼주면서 머리와 상체를 숙인다.

상대방의 어깨를 지그시 누르고 허리를 펴서 등을 스트레칭해 준다.

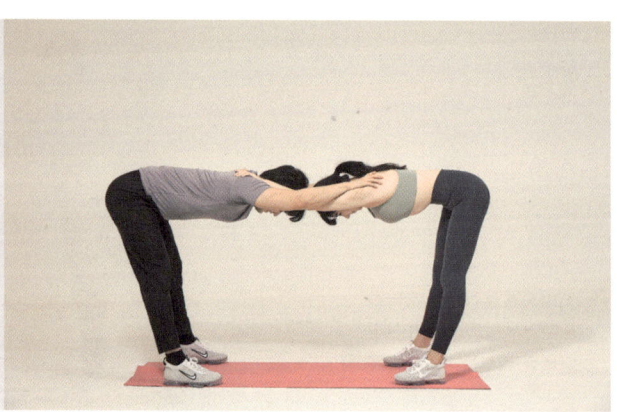

부위별 셀프케어 & 스트레칭

가슴
커플 스트레칭

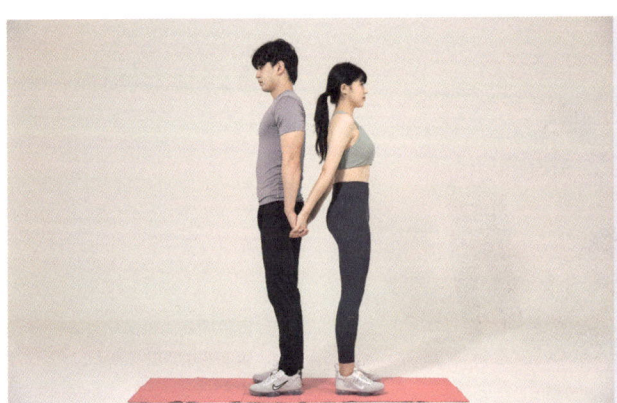

01

등 뒤에 손을 잡고 서준 후 한쪽 발을 맞대고 다른 발은 앞으로 벌려준다.

02

무릎을 살짝 구부리고 가슴을 동시에 펴준다. 10~15초 정도 정지해서 풀어준다.

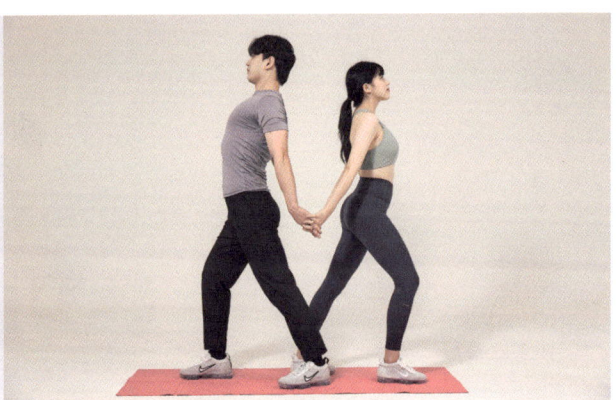

부위별 셀프케어 & 스트레칭
골반, 다리
커플 스트레칭

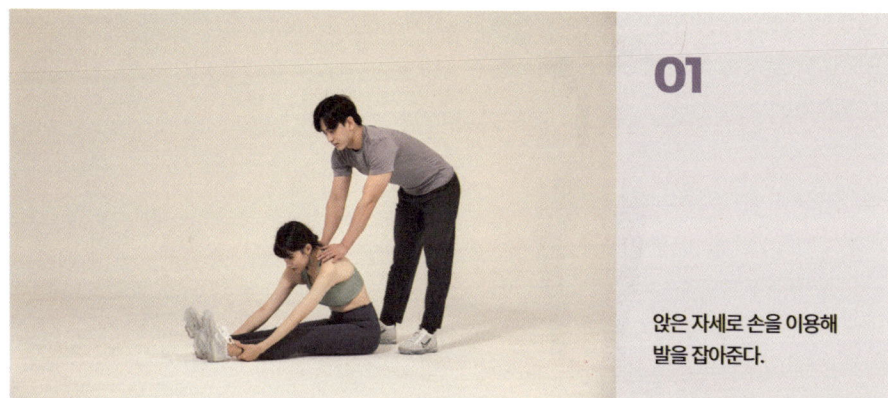

01

앉은 자세로 손을 이용해 발을 잡아준다.

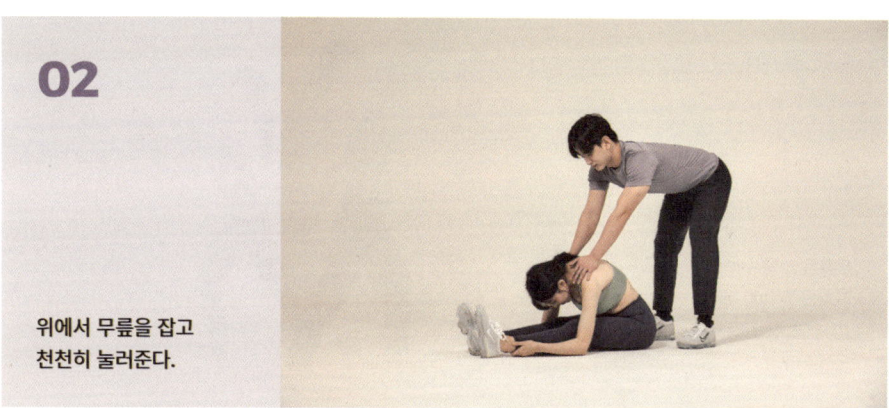

02

위에서 무릎을 잡고 천천히 눌러준다.

01

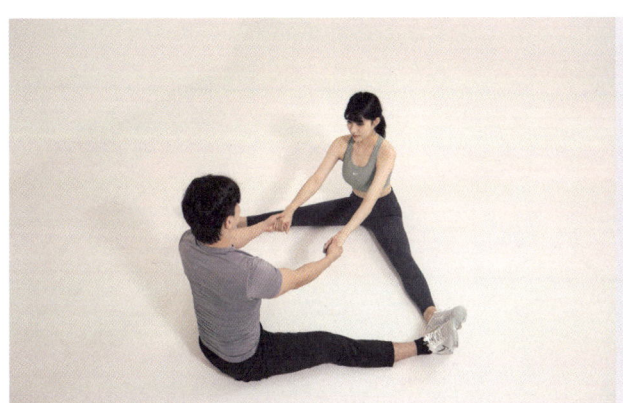

서로 앉은 자세로 팔을 잡고 다리를 옆으로 펴서 맞대준다.

02

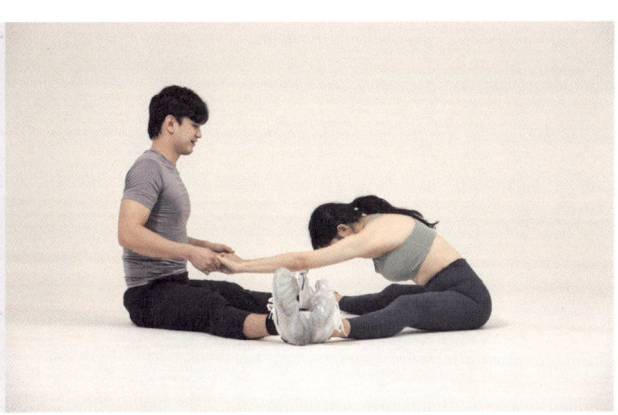

앞으로 손을 당겨준 후 상체를 숙여서 스트레칭을 번갈아 가며 진행한다.

03
부위별 운동 방법 & 효과

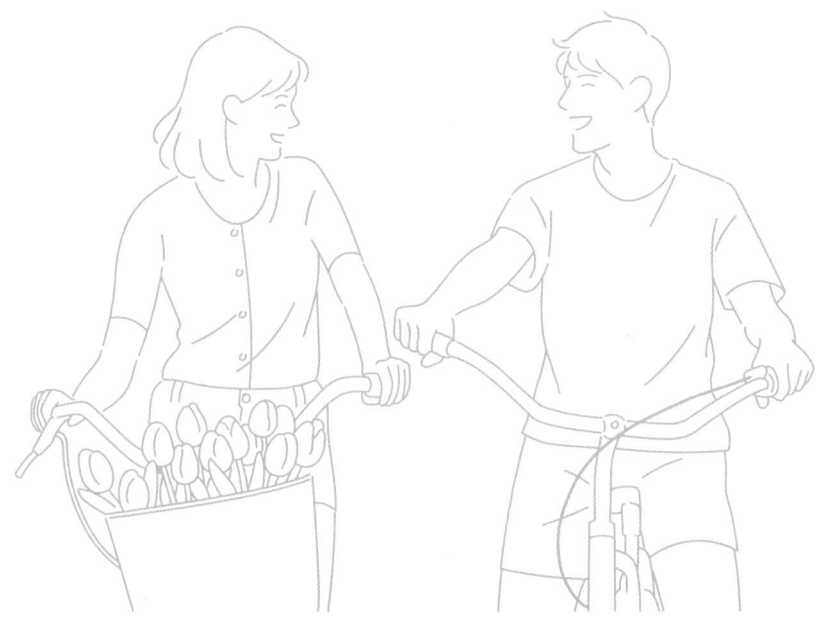

부위별 운동 방법 & 효과

밴드 랫 풀다운
Band Lat Pull Down

예신에게는 예쁜 등 라인을, 예랑에게는 넓은 등을 만들어 주는 **등 운동 - 광배근**

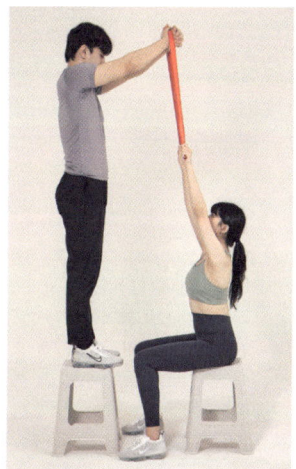 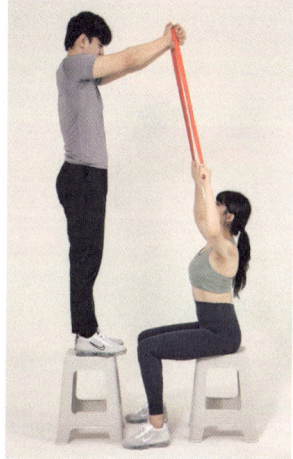 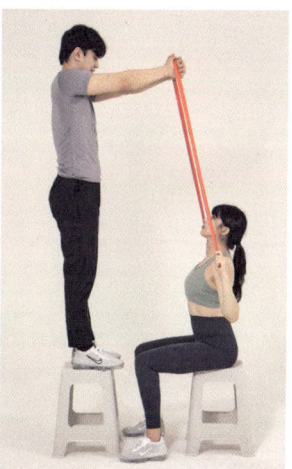

01 상대방은 의자에 올라가서 밴드를 고정시켜 주고
운동을 하는 사람은 밴드를 잡고 가슴을 하늘로 들어올린다는 생각으로 등을 펼쳐준다.

02 배에 힘을 주고 어깨가 올라가지 않게 고정시키고 팔꿈치를 수직으로 내려준다.

> **TIP**
> 가슴을 펴줄 때 허리가 과도하게 꺾이지 않게 하고, 팔을 펴줄 때 엉덩이가 의자에서 떨어지지 않게 한다.

부위별 운동 방법 & 효과

밴드 로우
Row – Band, Seated

라운드 숄더 물러가라! 등 운동 - 광배근, 중하부 승모근

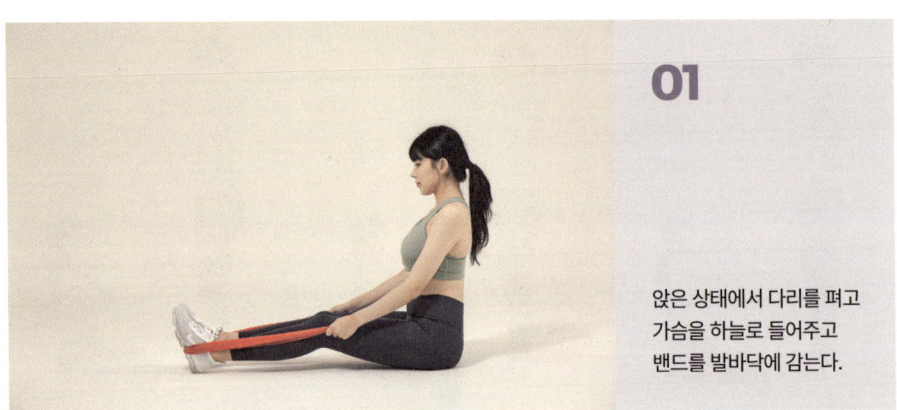

01

앉은 상태에서 다리를 펴고 가슴을 하늘로 들어주고 밴드를 발바닥에 감는다.

02

손으로 밴드를 잡고 호흡을 내쉬면서 배꼽 쪽으로 당겨준다.

TIP

허리를 과도하게 넣으면 자세가 망가질 수 있으므로 코어(배)에 강하게 힘을 주어 흔들리지 않게 한다.
당겼던 밴드를 풀어줄 때는 어깨가 과도하게 앞으로 나가지 않고, 팔이 자연스럽게 앞으로 갈 수 있도록 해준다.

부위별 운동 방법 & 효과

W 레이즈
W Raise

라운드 숄더 물러가라! 등 운동 - 중하부 승모근

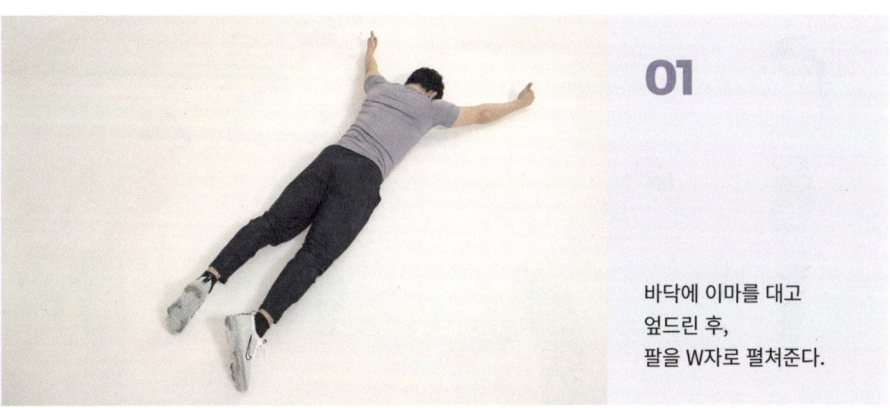

01

바닥에 이마를 대고
엎드린 후,
팔을 W자로 펼쳐준다.

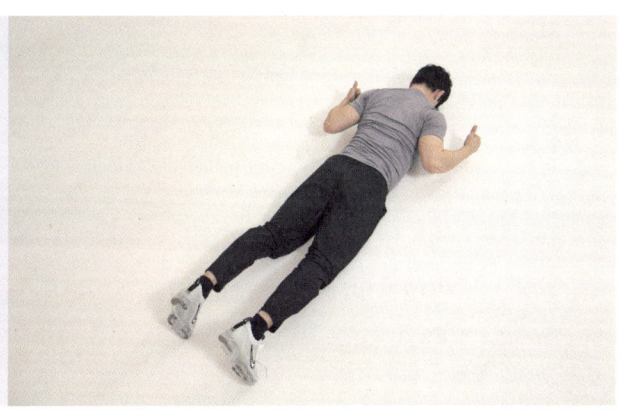

02

호흡을 가늘고 길게 뱉으며
팔꿈치를 옆구리 쪽으로
당겨준다.

TIP

허리가 과도하게 꺾이면 아프기 때문에 허리가 아프지 않은 정도까지 당겨준다.
목이 불편할 경우 이마에 수건을 접거나 베개를 대고 진행한다.

부위별 운동 방법 & 효과

암 풀 다운
Arm Pull Down

겨드랑이 옆 살을 빼고 싶다면 **등 운동 - 광배근**

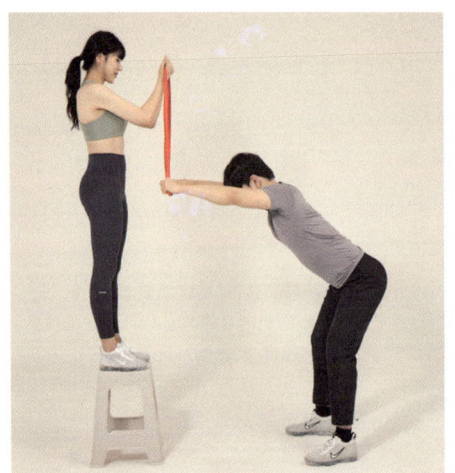 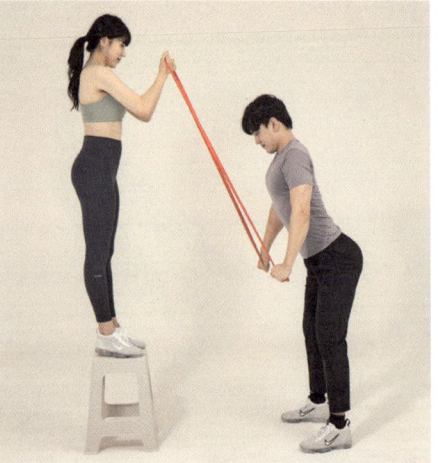

01 예신이는 의자에 올라가 밴드를 잡고 예랑이는 밑에서 밴드를 잡아 팔꿈치를 살짝 굽혀서 고정한 후 잡아준다.

02 허리를 편 상태에서 엉덩이를 빼준 뒤 J자를 그리면서 배꼽 쪽으로 당겨준다.

> **TIP**
>
> 팔꿈치가 몸 안쪽으로 돌아가면 삼두에 자극이 많이 오게 된다. 그래서 팔꿈치를 바깥으로 해주어야 한다.

부위별 운동 방법 & 효과

덤벨 로우
Row - Dumbbell, Bent Over

쉽고 빠르게 배울 수 있는 등 운동 - 기립근, 광배근

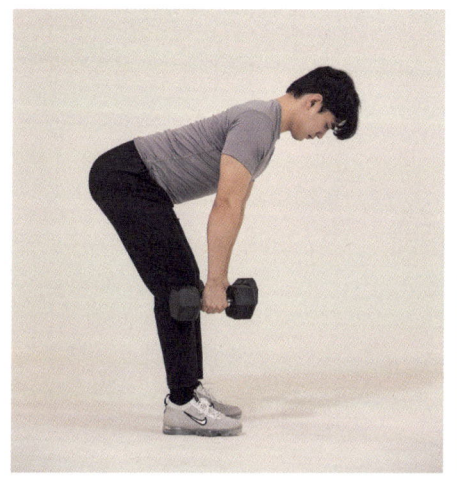 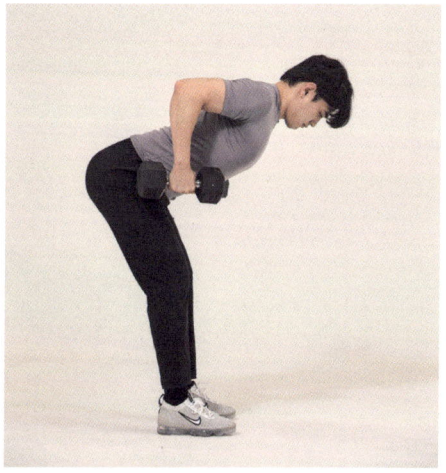

01 어깨너비로 서준 후 덤벨을 잡고 무릎을 구부린 후 내려가 준다.

02 팔꿈치를 수직으로 당겨올려 등을 조여준다.

TIP

상체를 내렸을 때, 과도하게 허리가 굽어지지 않도록 주의한다.

부위별 운동 방법 & 효과

코브라 자세
Bhujan Gasana

어깨, 목, 등 스트레칭에 좋은 등 운동 - 어깨, 목, 등 근육, 복근스트레칭

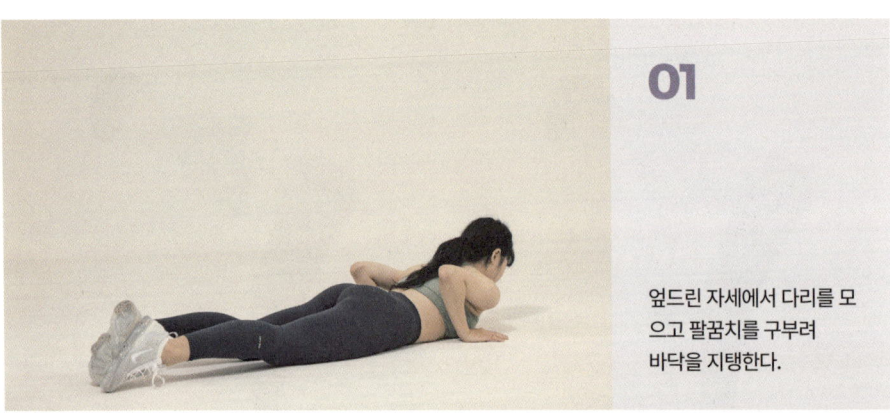

01 엎드린 자세에서 다리를 모으고 팔꿈치를 구부려 바닥을 지탱한다.

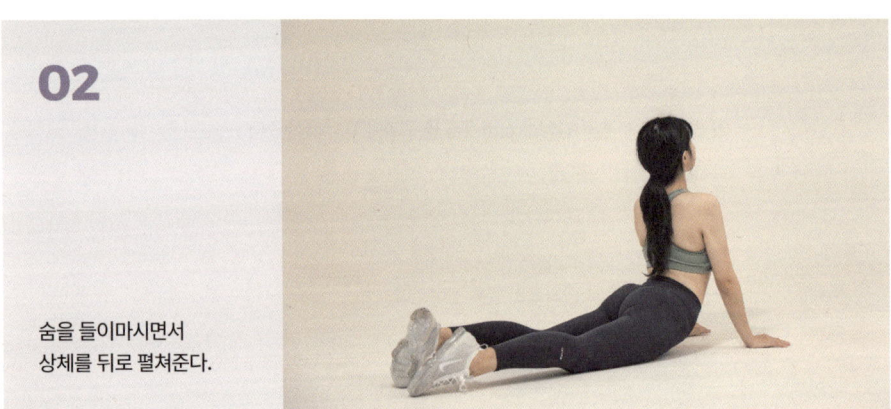

02 숨을 들이마시면서 상체를 뒤로 펼쳐준다.

TIP

양발이 벌어지거나 팔꿈치가 몸에서 떨어지지 않게 한다.

부위별 운동 방법 & 효과

짐볼 백 익스텐션
Back Extension

드레스 라인을 한껏 더 살려주는 기립근 라인을 위한 **등 운동 - 어깨, 목, 등 근육, 복근 스트레칭**

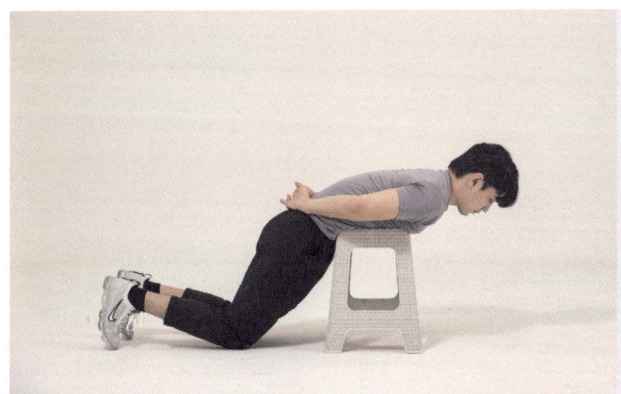

01

바닥에 무릎을 대고 짐볼에 엎드린 상태로 몸을 펴준다.
(손은 허리 뒤에 모아준다.)

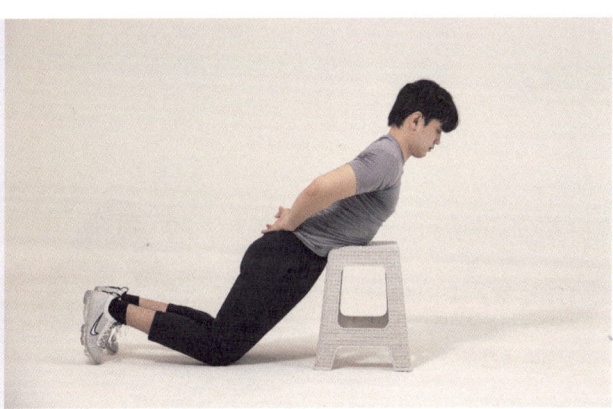

02

자극을 느끼면서 천천히 허리를 펴 몸을 들어준다.

TIP

허리가 아프지 않게 엉덩이에 힘을 주고, 몸을 들어줄 때 고개가 뒤로 젖혀지지 않게 한다.
짐볼이 없을 시, 의자에 방석 등을 깔고 대체하여 운동할 수 있다.

부위별 운동 방법 & 효과

덤벨 벤치프레스
Bench Press - Smith Machine

예쁘고 멋진 가슴라인을 위한 **가슴 운동 - 가슴**

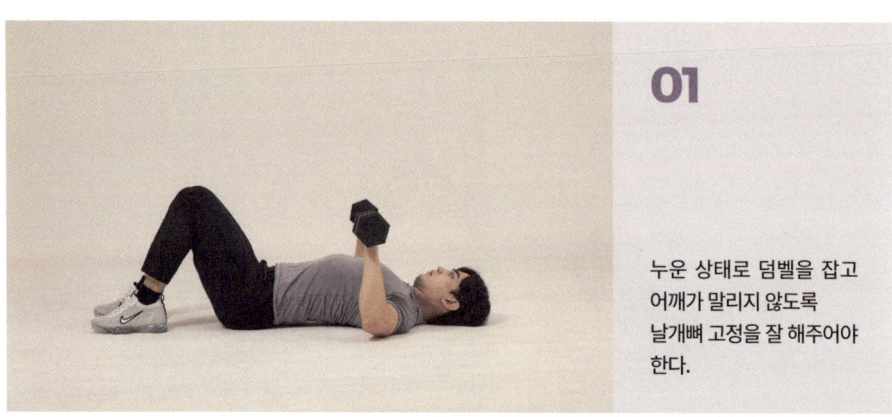

01

누운 상태로 덤벨을 잡고 어깨가 말리지 않도록 날개뼈 고정을 잘 해주어야 한다.

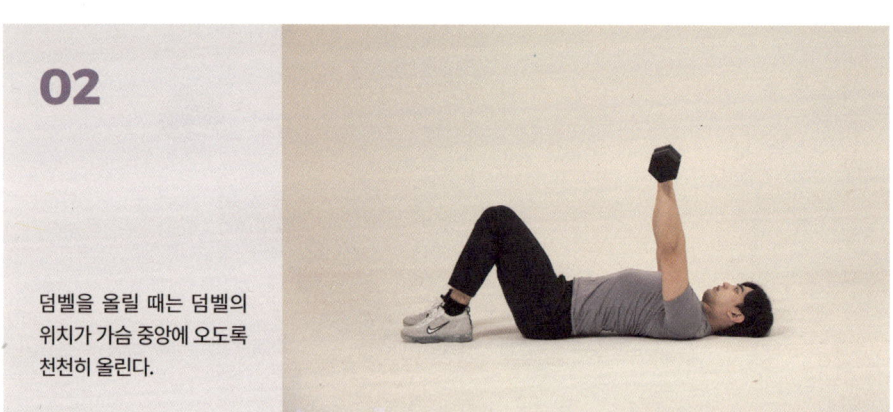

02

덤벨을 올릴 때는 덤벨의 위치가 가슴 중앙에 오도록 천천히 올린다.

TIP

다시 올려줄 때는 손목이 꺾이지 않게 하고, 어깨가 말리지 않게 밀어준다.

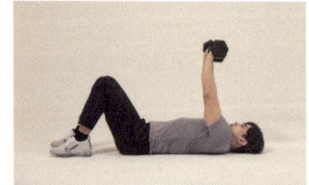

부위별 운동 방법 & 효과

덤벨 플라이
Fly - Dumbbell

겨드랑이 살을 탄력있게 잡아주는 **가슴 운동 - 가슴, 쇄골라인**

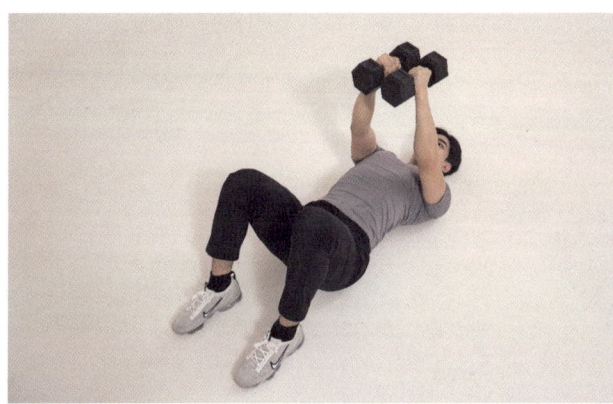

01

누운 상태로 덤벨을 모은 상태로 잡고 덤벨의 위치가 가슴 중앙에 오게끔 맞춘다.

02

천천히 반원을 그리며 가슴이 늘어나는 느낌으로 벌려주고 팔꿈치를 밑으로 내려준 후, 다시 원상태로 돌아간다.

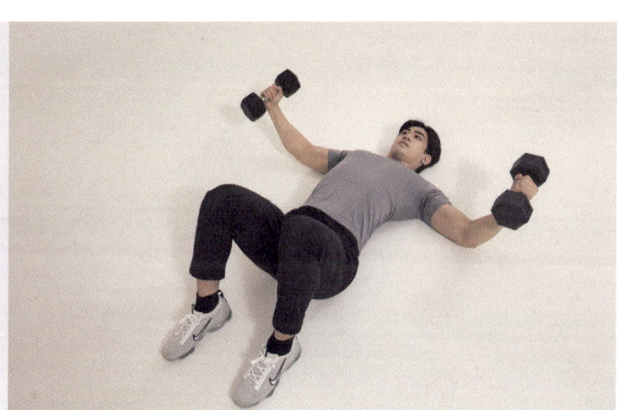

TIP

덤벨 플라이는 가슴의 볼륨감과 쇄골 라인을 예쁘게 만드는 데 효과가 좋다.

부위별 운동 방법 & 효과

푸쉬업
Push - Up

팔뚝살과 예쁜 쇄골라인을 위한 가슴 운동 - 팔뚝, 가슴

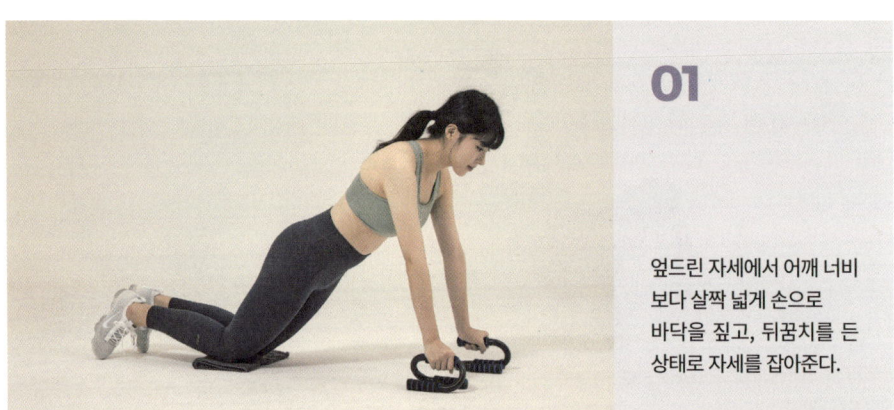

01

엎드린 자세에서 어깨 너비보다 살짝 넓게 손으로 바닥을 짚고, 뒤꿈치를 든 상태로 자세를 잡아준다.

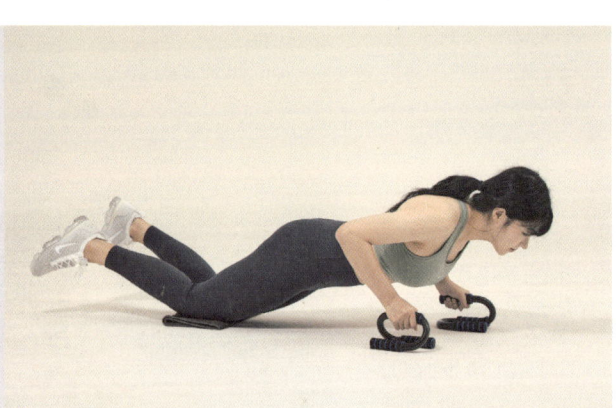

02

가슴을 펴고 팔꿈치를 구부리며 허리를 과도하게 꺽지 말고 중립을 유지하며 내려간 후 원 자세로 돌아온다.

TIP

근력이 약할 경우 쿠션, 베개에 무릎을 대고 진행을 하면 된다.

부위별 운동 방법 & 효과

프런트 레이즈
Front Raise - Dumbbell

가는 어깨와 넓은 어깨를 위한 **어깨 운동 - 앞쪽 어깨라인, 쇄골**

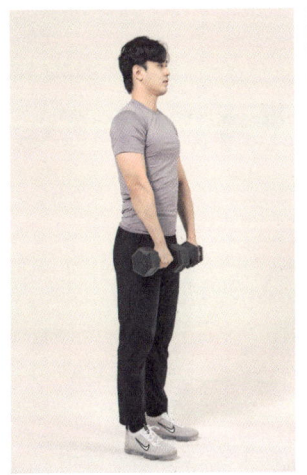 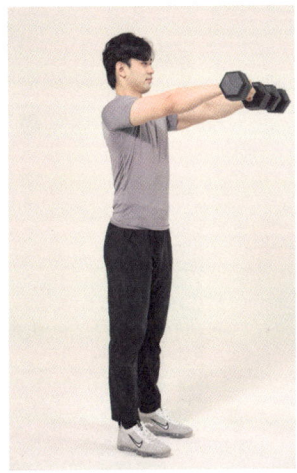 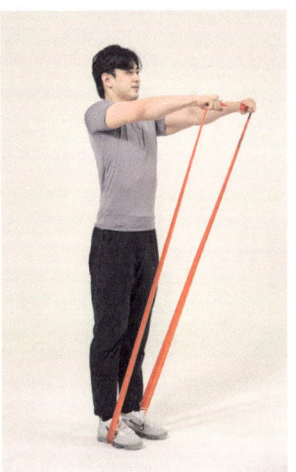

01 덤벨을 들고 다리를 편하게 벌려준 후 고정을 잘 한다.

02 상체가 흔들리지 않게 고정을 시켜준 후 덤벨을 어깨선까지 올려준다.
이때 승모근이 함께 올라가지 않도록 고정시킨다.

TIP
덤벨이 무거울 경우 밴드를 활용하는 방법도 있다.

부위별 운동 방법 & 효과

사이드 래터럴 레이즈
Side Lateral Raise

얼굴을 작아 보이게 할 수 있는 **어깨 운동 - 옆쪽 어깨라인**

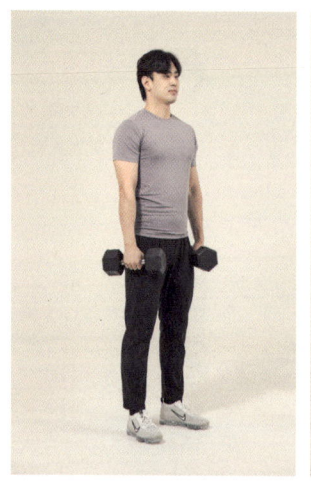 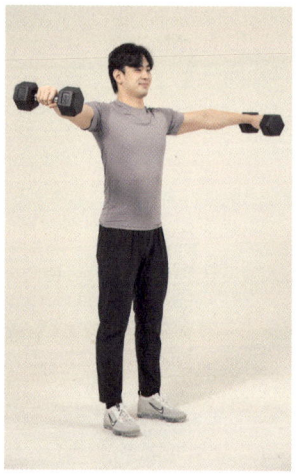 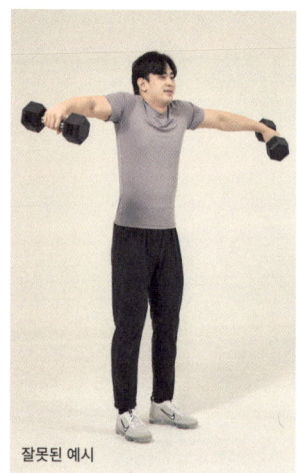

잘못된 예시

01 가슴을 펴고 엉덩이가 뒤로 빠지지 않게 한다.
     손등이 하늘을 보게끔 팔을 옆으로 들어준다.

02 팔을 들어줄 때 어깨가 뒤로 가지 않게 고정한다.

TIP
승모근이 함께 올라가지 않도록 주의한다.

부위별 운동 방법 & 효과

업라이트로우
Upright Row

목선과 쇄골라인을 더욱 예쁘고 돋보이게 해주는 **어깨 운동 - 앞쪽 어깨라인, 쇄골**

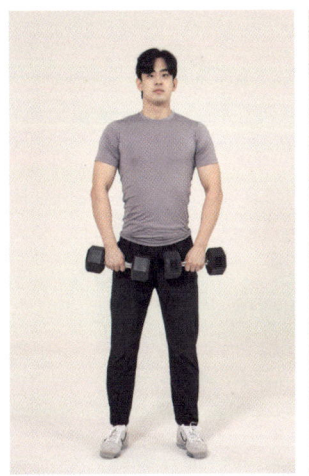 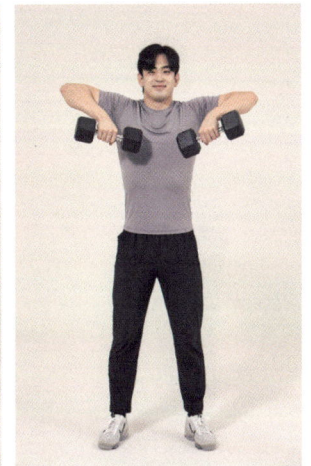 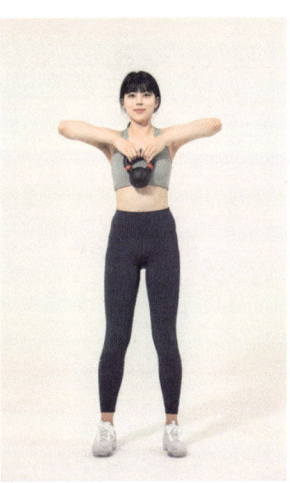

01   손등이 바깥을 향하게 덤벨을 잡고 어깨너비로 서준 후 상체를 고정시킨다.

02   팔꿈치를 벌려주며 덤벨을 잡은 손을 쇄골라인까지 들어준다.

TIP

상체가 흔들리지 않게 하고 덤벨을 잡은 손보다
팔꿈치가 조금 더 위로 가게 해야 한다.
여성은 케틀벨로 진행을 해도 좋다.

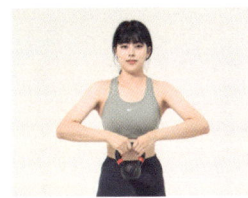 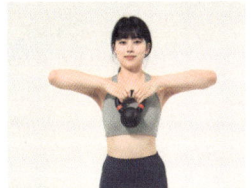

부위별 운동 방법 & 효과

덤벨 컬
Curl - Dumbbell

예쁘고 멋진 팔뚝을 위한 팔 운동 - 이두근

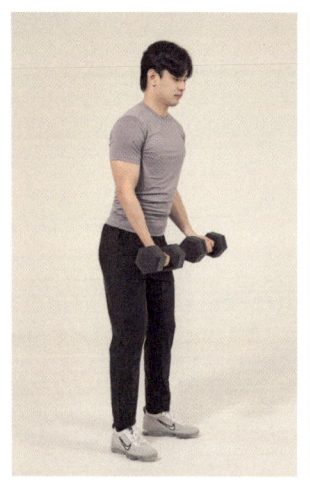 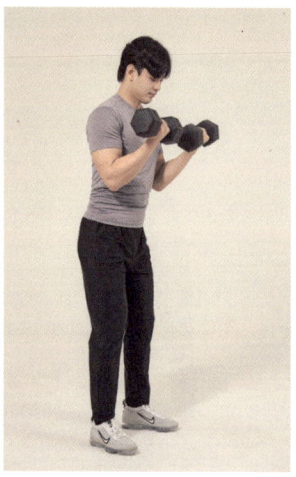 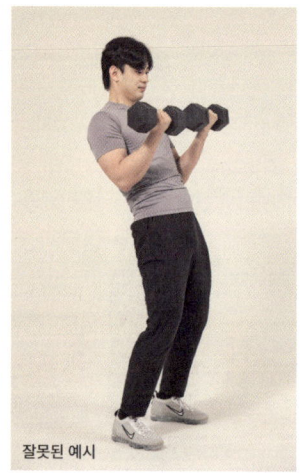

잘못된 예시

01 다리를 어깨너비만큼 서고 덤벨을 잡아준다.

02 팔꿈치를 옆구리에 고정시켜 준 후 손목이 꺾이지 않게 덤벨을 들어준다.

> **TIP**
>
> 덤벨을 들어줄 때 팔꿈치가 움직이지 않게 해주고, 엉덩이를 앞으로 과도하게 집어넣지 않는다.

부위별 운동 방법 & 효과

덤벨 킥백
Kick Back - Dumbbell

탄력있게 팔라인을 잡아주는 **팔 운동 - 삼두근**

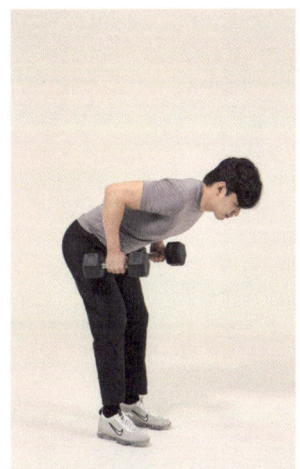 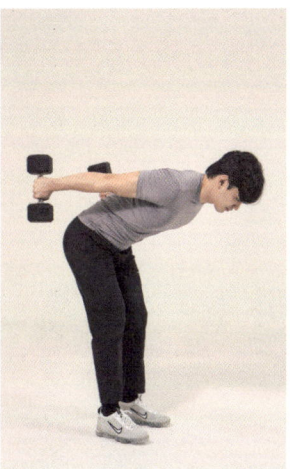 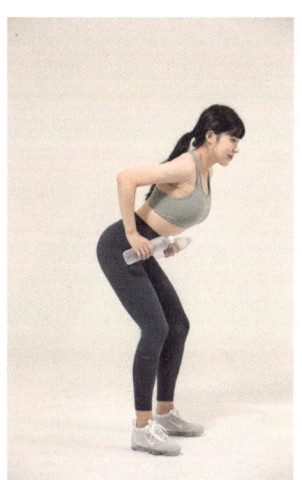

01 발을 어깨너비 정도 벌려준 후 상체를 숙여 허리를 펴준다.

02 팔꿈치를 옆구리에 고정시켜 준 후 뒤로 펴고 천천히 돌아오는 동작을 반복한다.

TIP
몸이 흔들리지 않게 고정시키고, 팔꿈치가 몸에서 떨어지지 않게 해준다.
여성은 가볍게 생수병을 활용해도 좋다.

부위별 운동 방법 & 효과

힙 브릿지
Hip Bridge

집에서도 힙업 할 수 있는 **하체 & 힙 운동 - 엉덩이**

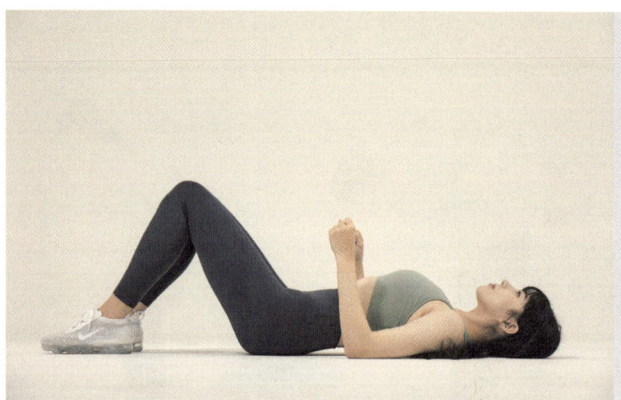

01

천장을 보고 누운 후,
팔꿈치가 바닥에서 떨어지지
않도록 강하게 눌러준다.

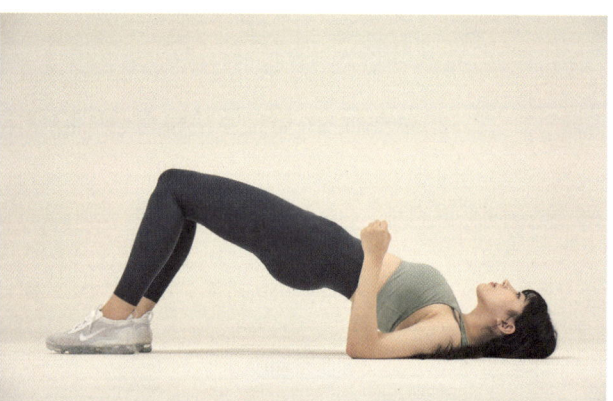

02

발바닥으로 바닥을 밀면서
엉덩이를 천장으로
쭉 올려준다.
엉덩이를 들어줄 때,
괄약근에 힘을 준다.

부위별 운동 방법 & 효과
덩키킥
Donkey Kick

헬스장 가기 어렵다면 홈트하자! **하체 & 힙 운동 - 엉덩이 윗부분, 엉덩이**

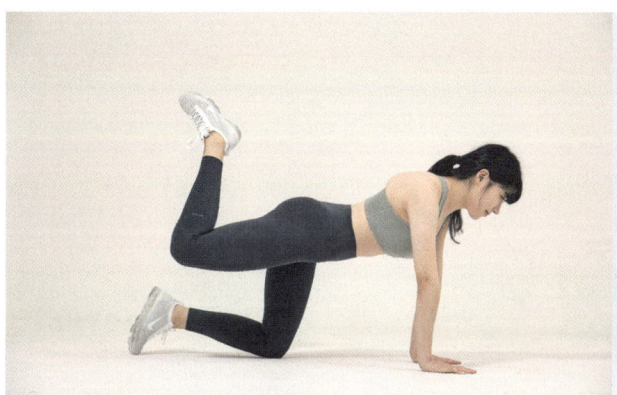

01

네발 기기 자세로 엎드린다.
상체를 단단히 고정 시킨 후
복근에 힘을 주어 버텨준다.

02

허리가 과하게 꺾이지 않게
해주고, 다리를 접어
발바닥이 천장을 보게끔
올려준다.

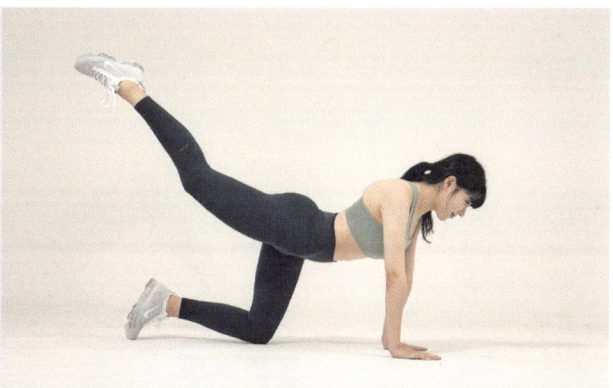

부위별 운동 방법 & 효과

클램쉘
Clamshell

골반교정과 애플힙을 위한 **하체 & 힙 운동 - 엉덩이**

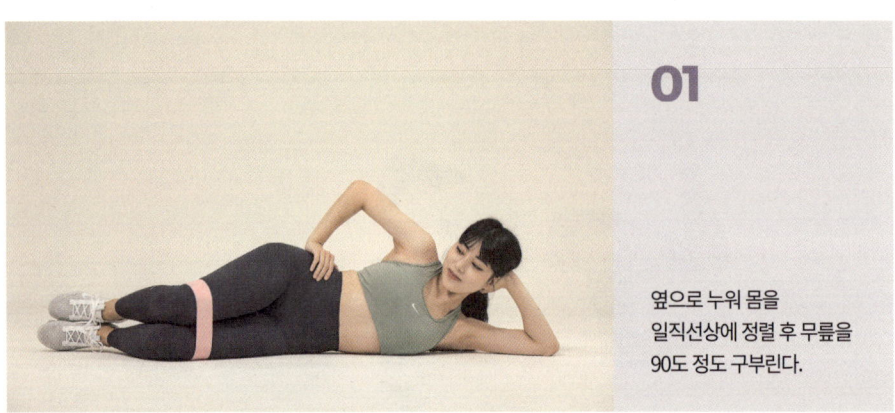

01

옆으로 누워 몸을
일직선상에 정렬 후 무릎을
90도 정도 구부린다.

02

허리를 고정한 후 위쪽
다리를 벌려준다. 동작의
끝 범위에서 엉덩이를
쥐어짜준다.

> **TIP**
>
> 다리를 벌릴 때 골반이 뒤쪽으로 넘어가지 않게
> 주의한다. 운동 강도를 높이려면
> 루프 밴드를 사용하면 좋다.

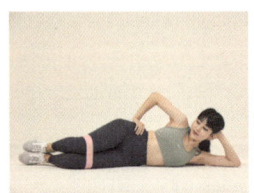
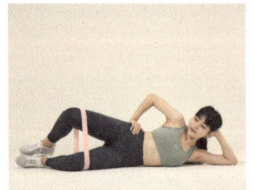

부위별 운동 방법 & 효과

힙 스러스트
Hip Thrust

처진 엉덩이에는 **하체 & 힙 운동 - 엉덩이**

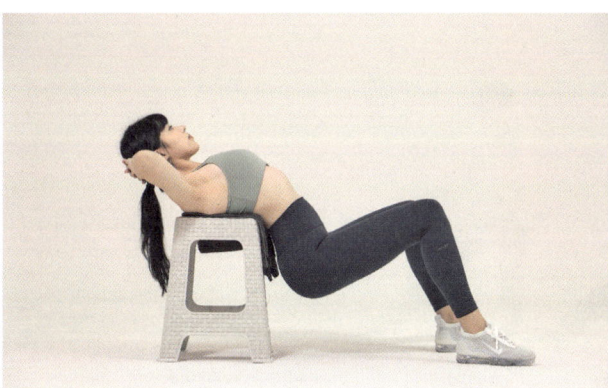

01

벤치에 날개뼈 아래쪽을
대고 누워준다.
발을 골반 너비보다
약간 더 벌린 후,
엉덩이를 바닥쪽으로 내린다.

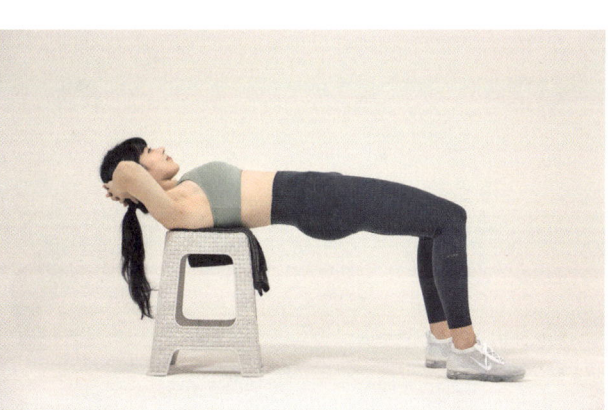

02

허리가 말리지 않게
엉덩이를 올리며 괄약근에
힘을 준다.

TIP

벤치에서 다리가 너무 멀리 있으면
허벅지 뒤쪽이 아프기 때문에
적절한 위치를 찾아준다.

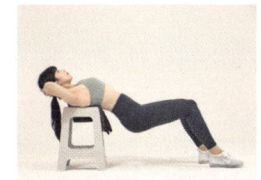 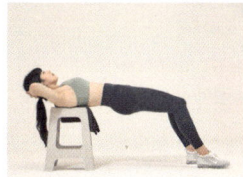

부위별 운동 방법 & 효과

사이드런지
Side Lunge

허벅지 안쪽 살 물러가라! 하체 & 힙 운동 - 허벅지 안쪽, 엉덩이

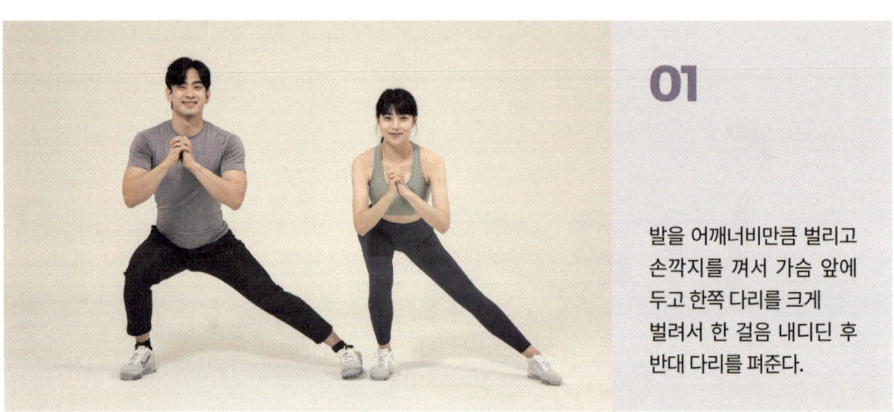

01
발을 어깨너비만큼 벌리고 손깍지를 껴서 가슴 앞에 두고 한쪽 다리를 크게 벌려서 한 걸음 내디딘 후 반대 다리를 펴준다.

02
동일한 자세로 반대편으로 움직여 준다.

TIP
상체는 등과 허리가 말리지 않게 펴주고 다리가 내려갈 때 무릎이 발끝을 나가지 않게 해준다.

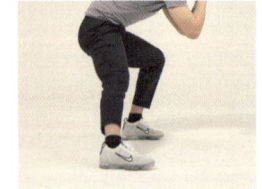

부위별 운동 방법 & 효과

굿모닝 데드리프트
Goodmorning Deadlift

힙과 뒷허벅지 체지방 감소에는 **하체 & 힙 운동 - 등, 허벅지 안쪽**

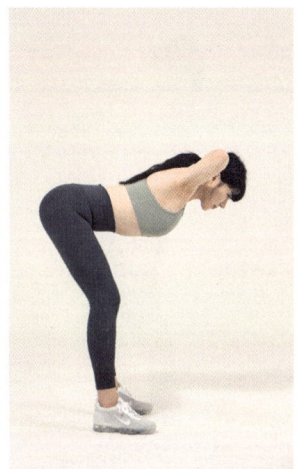 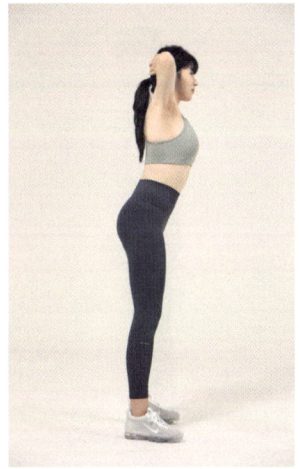 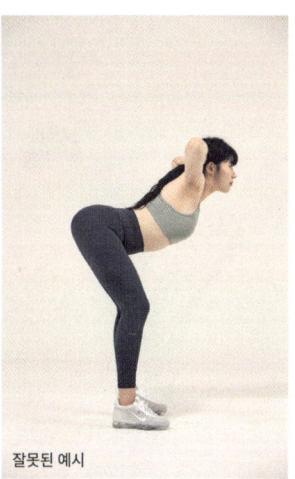

잘못된 예시

01 발을 어깨너비로 서서 손깍지 낀 후 가슴을 펴준다.

02 몸통을 앞으로 숙이면서 엉덩이를 뒤로 빼고 복근에 힘을 유지한다.

> **TIP**

원 자세로 돌아올 때 엉덩이를 조이면서 힘을 준다.
허리가 과도하게 꺾이지 않도록 주의한다.

부위별 운동 방법 & 효과
데드리프트
Deadlift - Dumbell

전신 근력이 좋아지고 싶다면! **하체 & 힙 운동 - 등, 허벅지 뒤쪽, 엉덩이**

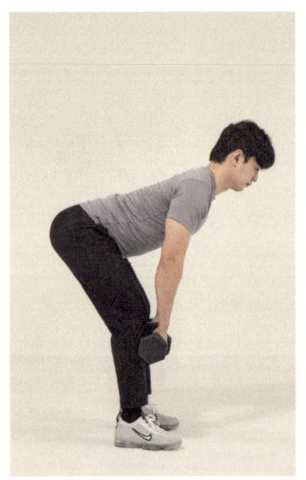 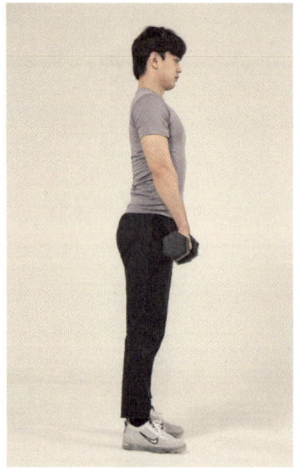 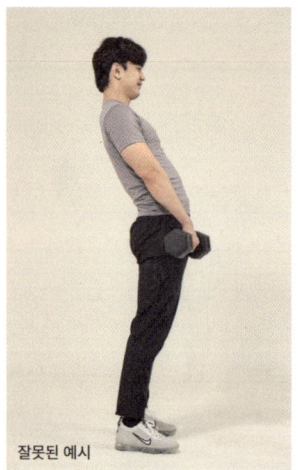

잘못된 예시

01 덤벨을 몸에 가까이 붙이고, 상체의 무게중심을 앞으로 보내면서 엉덩이를 뒤로 뺀다. 이때 허리가 과하게 꺾이지 않도록 주의한다.

02 허벅지 뒷쪽에 자극을 느끼고 상체를 세우면서 엉덩이와 등을 조인다.

> **TIP**
> 등 근육에 힘이 빠지면 허리가 다칠 수 있으므로 복근과 함께 힘을 주고 발가락이 땅에서 떨어지지 않도록 한다.

부위별 운동 방법 & 효과

힙어브덕션
Abduction

축 처진 힙을 올려주고 승마살을 책임지는 **하체 & 힙 운동 - 중둔근, 엉덩이**

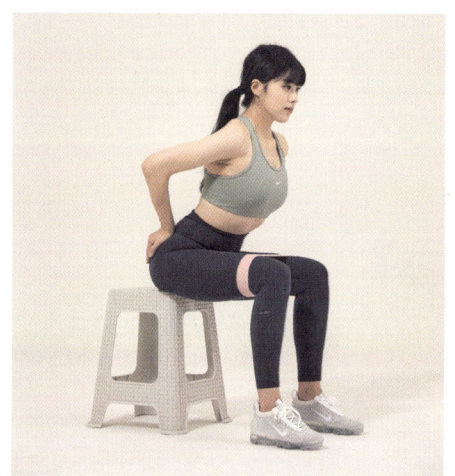 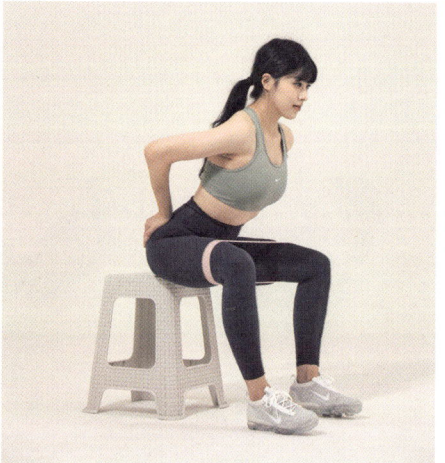

01 의자에 앉아 밴드를 무릎 위 10cm 위치에 껴주고 허리를 곧게 펴준다.

02 상체를 45도로 숙여준 후 다리를 벌려준다.

TIP

고반복을 통해서 엉덩이에 자극을 느끼고, 강도를 올리려면 엉더이를 의자에서 2cm 정도 일어나 준다.

부위별 운동 방법 & 효과

플랭크
Plank

흔들리지 않는 코어를 갖게 해주는 **코어 & 복부 운동 - 코어근육, 복근**

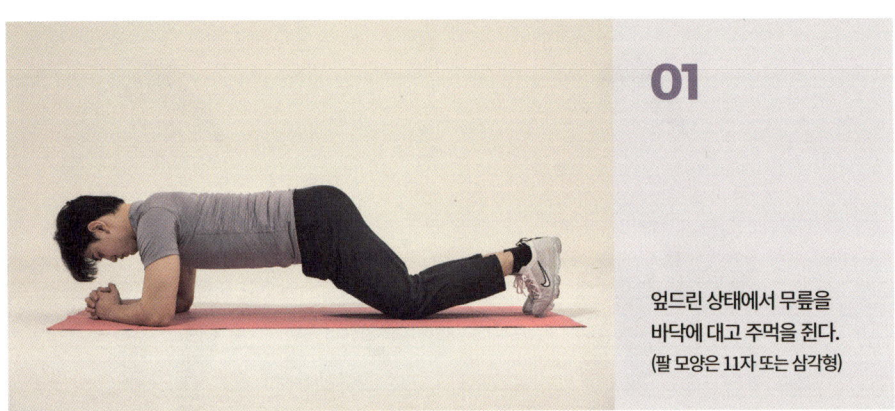

01

엎드린 상태에서 무릎을 바닥에 대고 주먹을 쥔다.
(팔 모양은 11자 또는 삼각형)

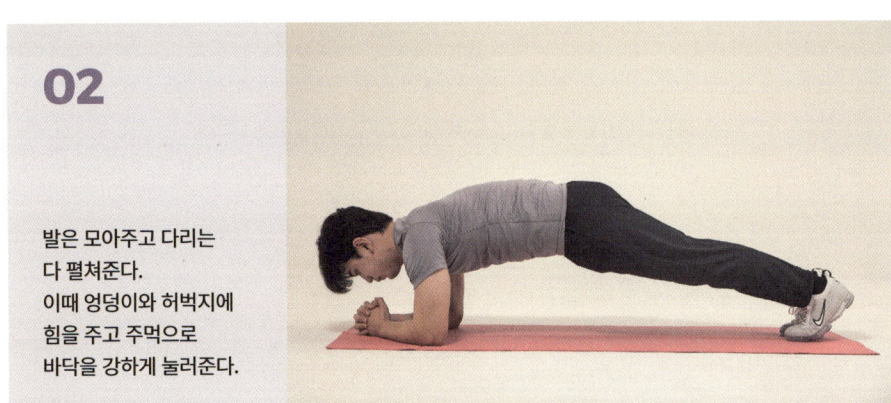

02

발은 모아주고 다리는 다 펼쳐준다.
이때 엉덩이와 허벅지에 힘을 주고 주먹으로 바닥을 강하게 눌러준다.

TIP

몸통을 일직선상으로 유지하고, 호흡을 강하게 내쉬며 복근에 힘을 준다.

부위별 운동 방법 & 효과

크런치
Crunch

슬림 탄탄한 복부를 위한 **코어 & 복부 운동** - 윗배

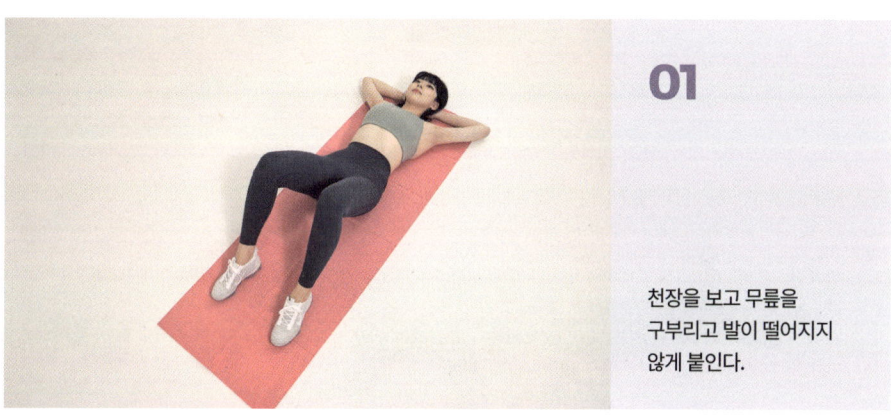

01 천장을 보고 무릎을 구부리고 발이 떨어지지 않게 붙인다.

02 머리에 깍지를 끼고 팔꿈치가 모이지 않게 등을 구부리면서 상체를 말아준다.

TIP
상체를 들어 올리는 동작에서 복부에 긴장이 풀리지 않도록 해야 하고, 호흡을 강하게 뱉으면서 올라와 주어야 한다.

부위별 운동 방법 & 효과
레그 레이즈
Leg Raise

쏙 들어간 아랫배를 위한 **코어 & 복부 운동 - 아랫배**

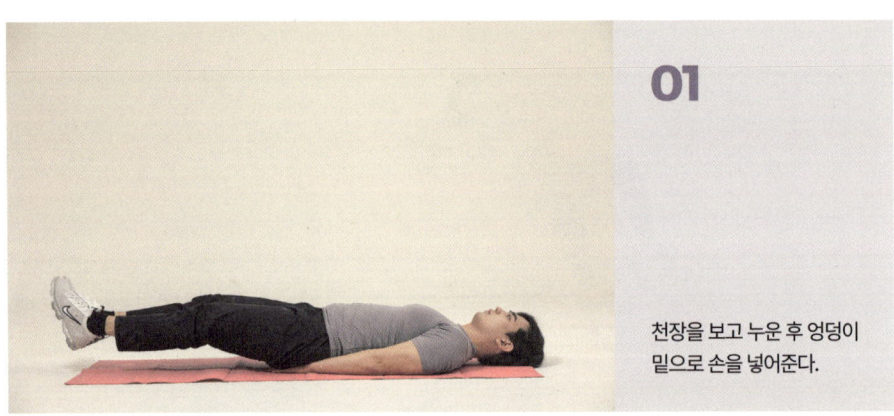

01 천장을 보고 누운 후 엉덩이 밑으로 손을 넣어준다.

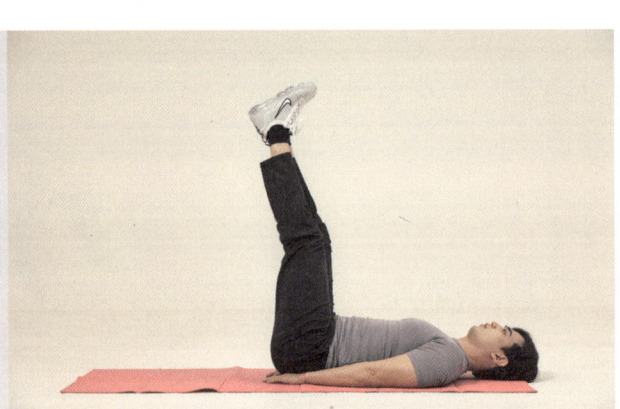

02 허리가 뜨지 않게 호흡을 뱉으며 다리를 들어준다. 호흡을 들이마시고 아랫배에 힘을 주면서 원 자세로 만들어준다.

TIP
다리가 바닥에 닿지 않게 해준다.

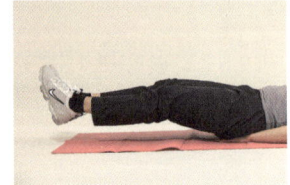

부위별 운동 방법 & 효과

케틀벨 사이드 밴드
Exercise Kettle Bell Side Band

옆라인을 한껏 더 살려주는 **코어 & 복부 운동 - 옆구리**

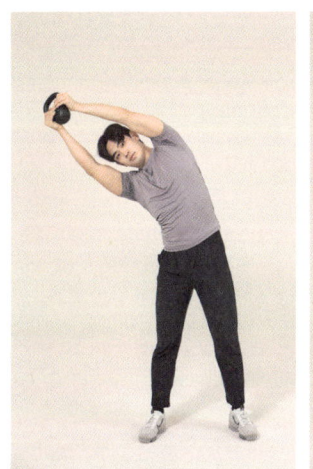 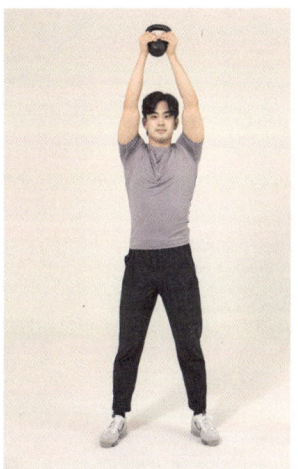 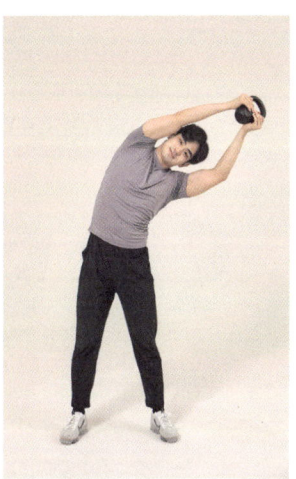

01   어깨너비로 서준 후 케틀벨 을 들어서 팔을 쭉 펴준다.

02   골반이 흔들리지 않게 상체를 좌, 우로 구부려 준다.

> **TIP**
>
> 제자리로 돌아올 때보다 좌우로 구부려 줄 때 옆구리에 자극을 느끼도록 해준다.

부위별 운동 방법 & 효과
사이드 크런치
Side Crunch

드레스 옆라인을 위한 **코어 & 복부 운동 - 옆구리, 복부 옆쪽**

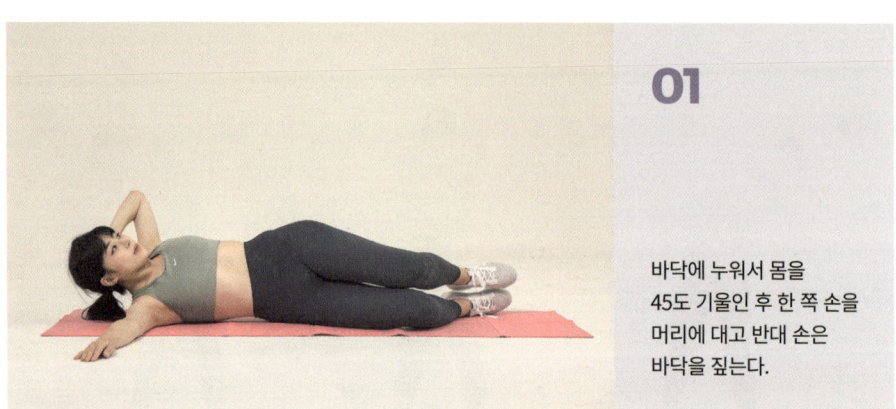

01

바닥에 누워서 몸을 45도 기울인 후 한 쪽 손을 머리에 대고 반대 손은 바닥을 짚는다.

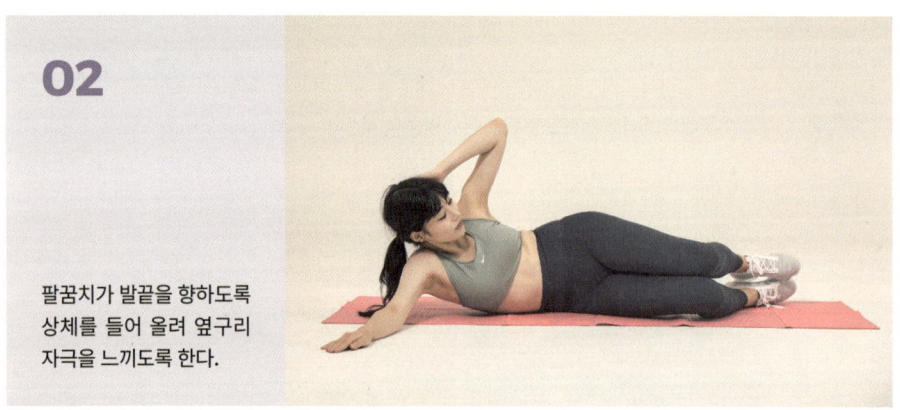

02

팔꿈치가 발끝을 향하도록 상체를 들어 올려 옆구리 자극을 느끼도록 한다.

> **TIP**

몸을 기울인 각도가 변하지 않게 운동을 해야한다.

부위별 운동 방법 & 효과

러시안 트위스트
Russian Twist

우아하고 볼륨감 있는 몸매를 위한 **코어 & 복부 운동 - 복부 전체**

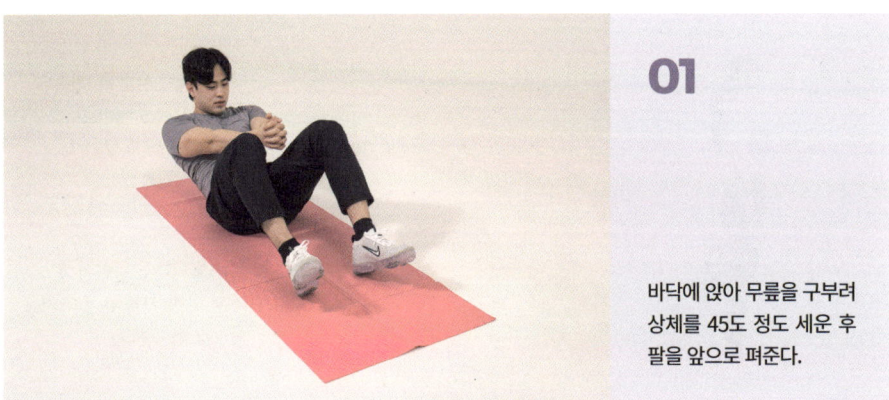

01

바닥에 앉아 무릎을 구부려 상체를 45도 정도 세운 후 팔을 앞으로 펴준다.

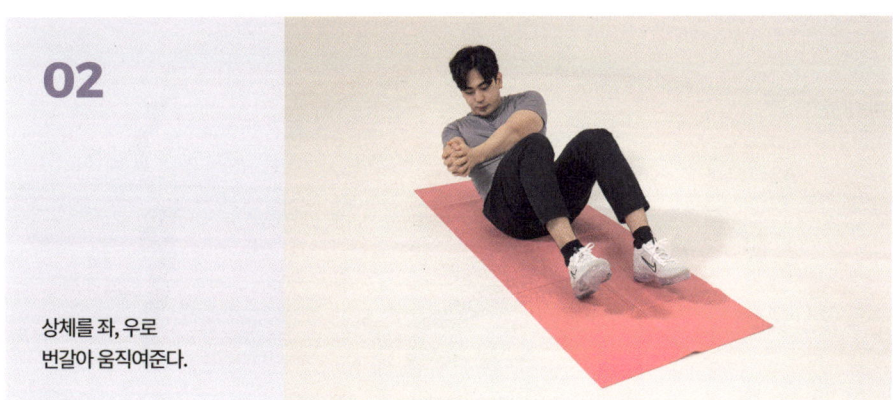

02

상체를 좌, 우로 번갈아 움직여준다.

TIP

지나치게 상체를 돌리면 허리가 아플 수 있으므로 할 수 있는 가동 범위를 움직여준다.

부위별 운동 방법 & 효과
버피 테스트
Burpee Test
체지방 감소에 효과적인 전신 운동 - 전신

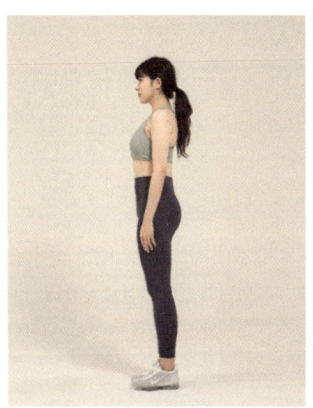
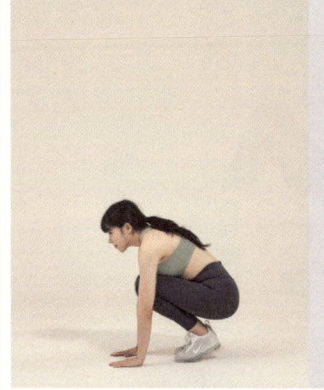

차렷 자세로 서준 후 바닥에 손을 대고 몸을 숙여준다. 다리를 뒤쪽으로 뻗어서 푸시업 자세를 만든 후 다리를 앞으로 당겨준다.

중간 동작으로 넘어간 후, 바로 차렷 자세로 돌아가 점프를 뛰어준다.

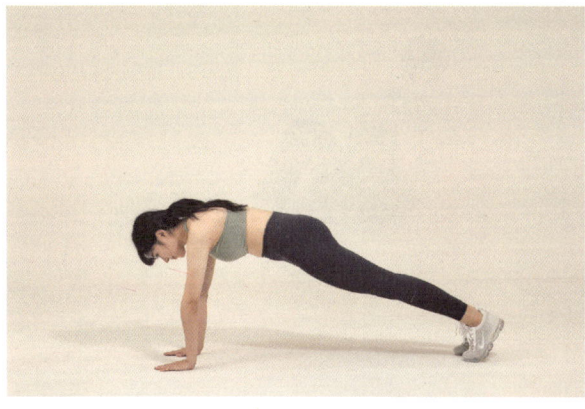
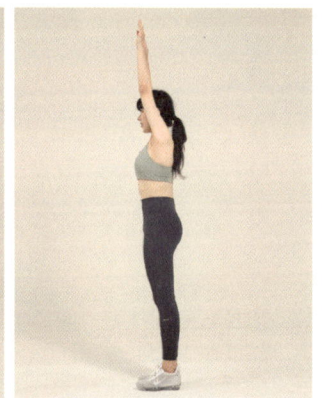

TIP

세트 사이에 쉬는 시간을 짧게 해서 운동 강도를 올려준다.

부위별 운동 방법 & 효과

마운틴 클라이머
Mountain Climber

허니문 체력 증대를 위한 **전신 운동** - 전신

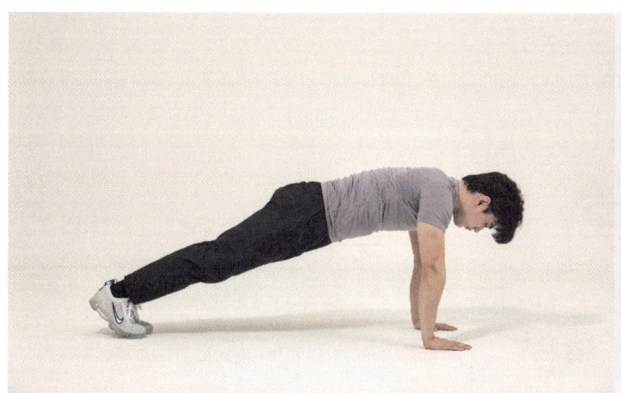

01

다리를 펴고 어깨와 손바닥 위치를 맞추고 엎드린다. 이때 허리가 과하게 꺾이지 않도록 주의한다.

02

무릎을 가슴쪽으로 올린다. 이때 복근에 힘을 주며 상체를 고정시키고 다리를 번갈아가면서 찬다.

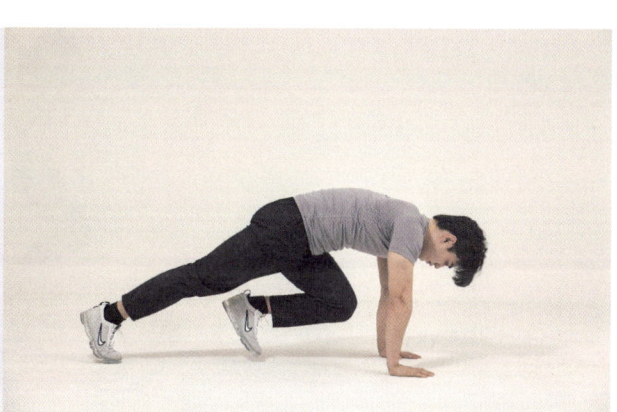

> **TIP**

빠르게 진행하면 유산소에 더 효과적이고,
천천히 진행하면 복근 운동으로 더 효과적이다.

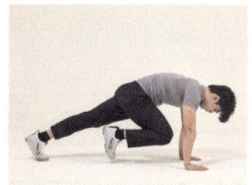 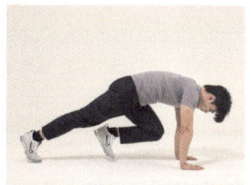

부위별 운동 방법 & 효과

레그레이즈 & 점프
Leg raise & Jump

예신이 예랑이 호흡을 알아보자! 커플운동 - 전신, 복부

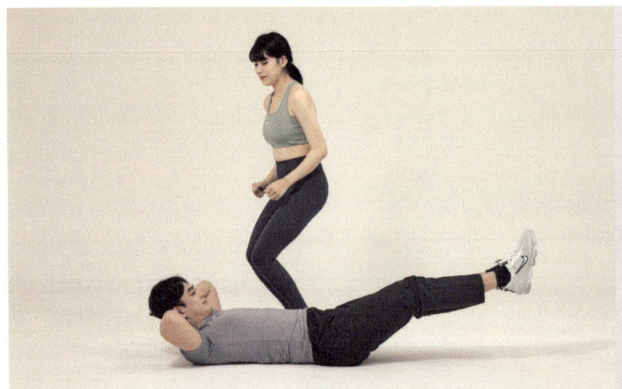

01

예랑이는 머리에 깍지를 끼고 다리를 들어서 버텨 준다. 예신이는 예랑이를 바라보며 무릎을 구부려 뛸 준비를 한다.

02

예신이는 예랑이의 다리를 있는 힘껏 옆으로 뛰어서 착지한다.

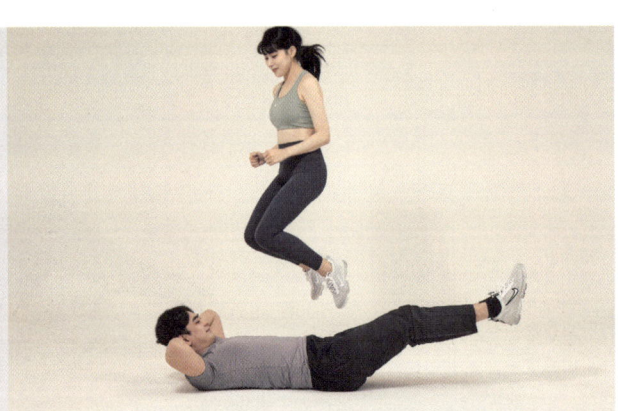

TIP

반복회수가 끝나면 역할을 바꿔서 진행을 한다.

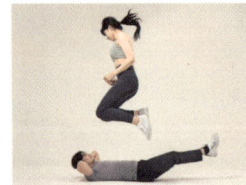
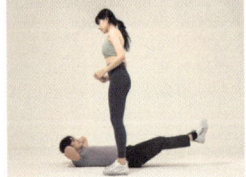

부위별 운동 방법 & 효과

스쿼트 & 무릎차기
Squat & Running

예신이와 예랑이 누가 더 빠르게 할 수 있을까! **커플운동 - 하체**

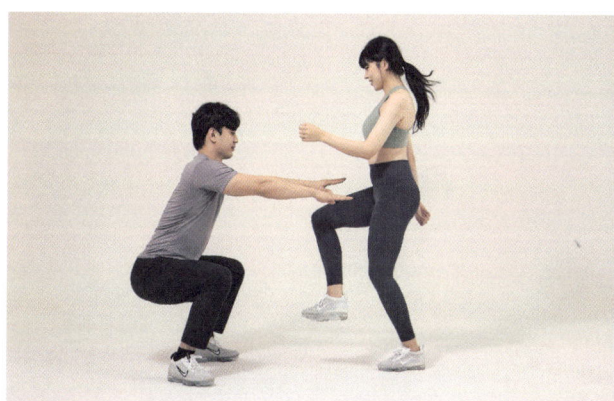

01

예랑이는 스쿼트 자세를 잡고 손바닥이 아래를 보게 팔을 앞으로 해준다.

02

예신이는 달리기를 하듯 무릎을 높게 차올려 손바닥을 터치한다.

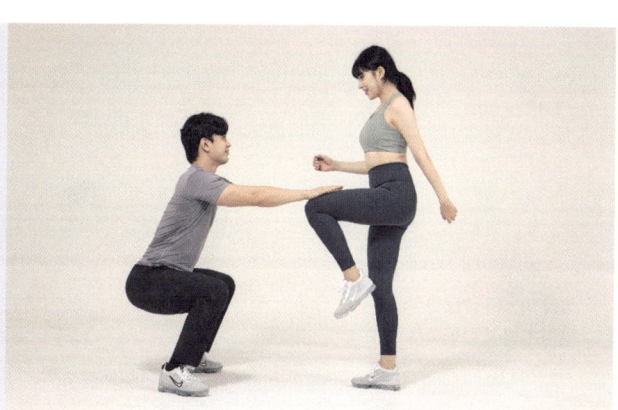

TIP

30초가 지나면 역할을 바꿔서 진행을 해준다.

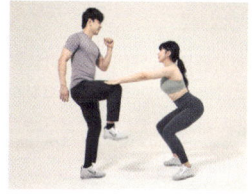

부위별 운동 방법 & 효과

암워킹
Arm Walking

시간이 없는 예신 예랑을 위한 근력과 유산소 운동을 한 번에! **커플운동 - 전신**

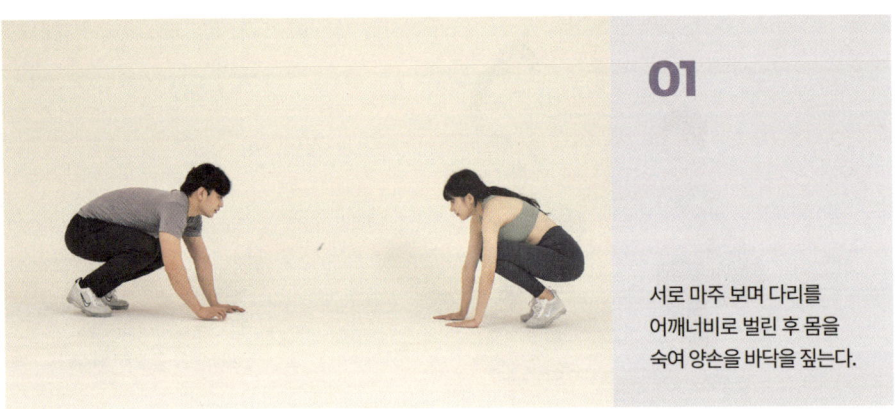

01

서로 마주 보며 다리를 어깨너비로 벌린 후 몸을 숙여 양손을 바닥을 짚는다.

02

팔을 이용해 걷는 것처럼 몸이 수평이 될 때까지 앞으로 4~5번 내에 이동한다.

TIP

서로 손을 터치하고 배에 힘을 주고 흔들리지 않게 되돌아가면서 동작을 반복한다.

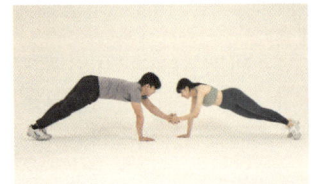

부위별 운동 방법 & 효과

커플 런지
Lunge

탄탄한 힙업을 위한 **커플운동** - 허벅지, 엉덩이

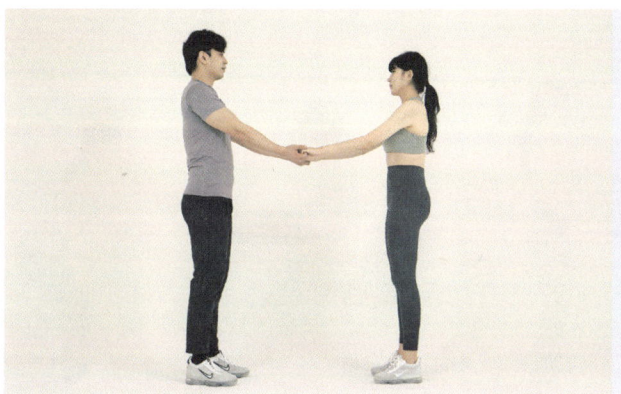

01

마주 보고 시선을 정면을 향하게 한 후 손을 잡고 오른발을 80cm 정도 뒤로 보내주고 왼발은 고정한다.

02

상체를 중립으로 하여 세워준 후 무릎을 90도로 구부리고 내려가준다.

하체에 힘을 주고 허벅지와 엉덩이에 자극을 느끼며 올라와 준다.

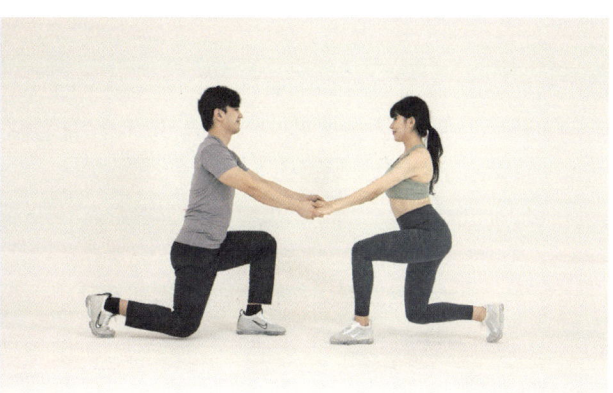

TIP

앞다리의 무릎이 발끝보다 나가지 않게 하고
허리가 말려서 상체가 앞으로 나가지 않게 해준다.

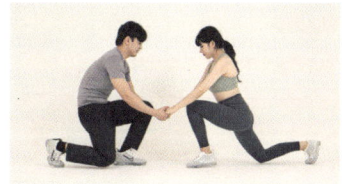

부위별 운동 방법 & 효과

서로 마주 보고
수건 당기기

알콩달콩 서로 당겨주는 커플운동 - 광배근, 중부 승모근

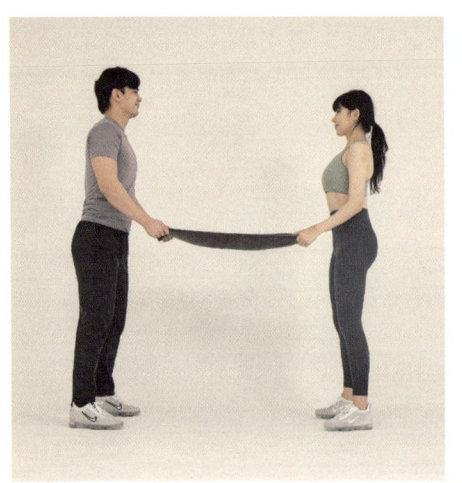 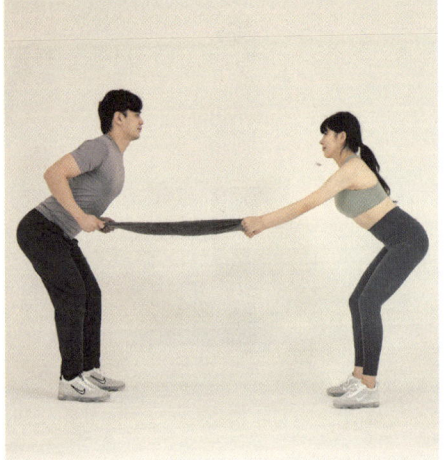

01 마주 보고 가슴을 펴고 어깨너비로 서준 후 수건을 잡는다.
수건을 잡고 무릎을 굽혀서 살짝 앉아준다.

02 서로 한 번씩 팔꿈치를 당겨서 등 뒤로 보내준다.

TIP
몸이 흔들리지 않게 고정시켜 준다.

부위별 운동 방법 & 효과

플랭크 & 버피점프
Plank & Bupee Jump

예신이 예랑이 중 누가 누가 더 잘 버티고 잘 뛰나! **커플운동 - 코어(복부), 전신**

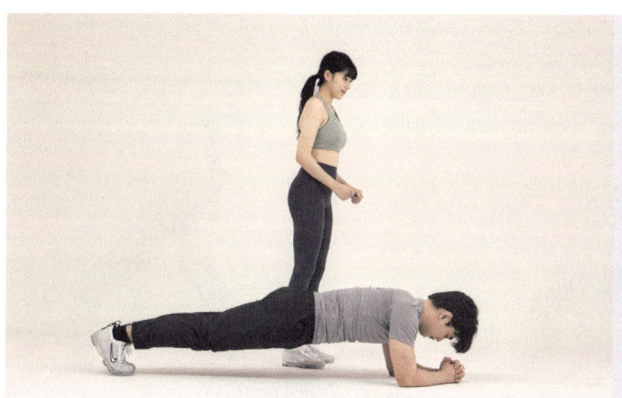

01

예랑이는 엎드려서 플랭크 자세로 버텨주고 예신이는 옆에 서준다.

02

예신이는 높게 점프해 예랑이를 뛰어넘어 준다.

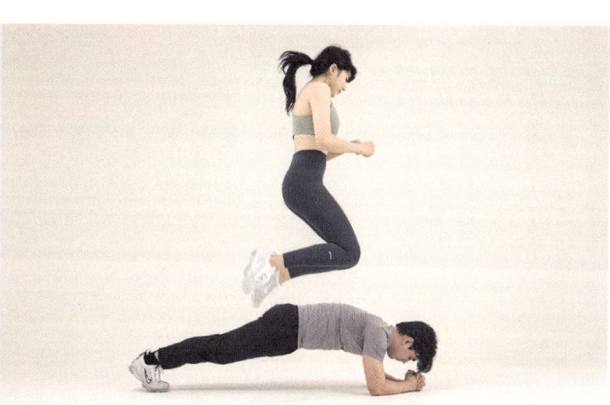

> **TIP**
> 걸려서 넘어지지 않게 위로 많이 점프해 주고 역할을 바꿔서 진행을 해준다.

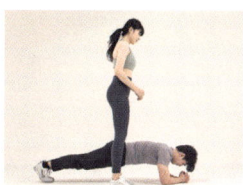
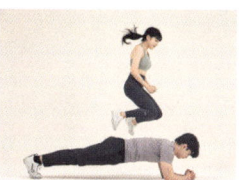

부위별 운동 방법 & 효과
레그프레스
Leg Press

머신없이 집에서도 할수있는 **커플운동 - 하체,엉덩이**

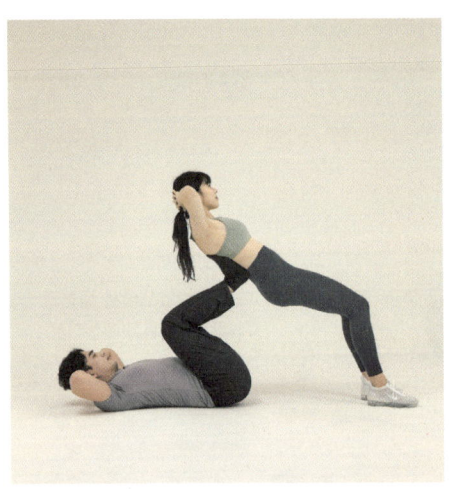
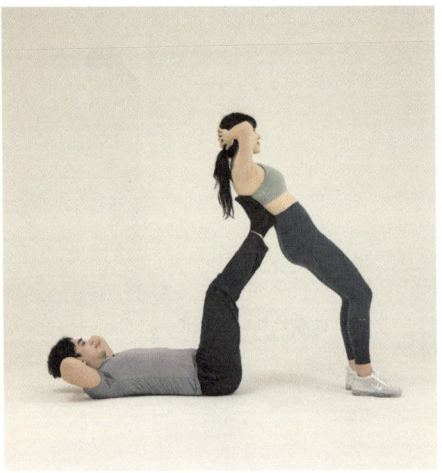

01 예랑이는 바닥에 누워 다리를 올려주고, 예신이는 다리에 몸을 기대준다.

02 예랑이는 무릎을 천천히 굽히면서 허벅지와 엉덩이에 자극을 느끼고 위로 밀어준다.

TIP
무릎을 굽혀줄 때 무릎이 모이지 않게 하고
역할을 바꿔서 진행을 하면 된다.

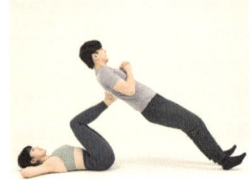
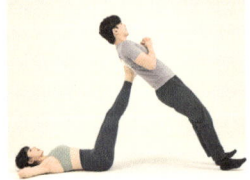

부위별 운동 방법 & 효과
커플 트위스트
Twist

왕자와 11자 복근을 위한 커플운동 - 옆구리, 복근

01

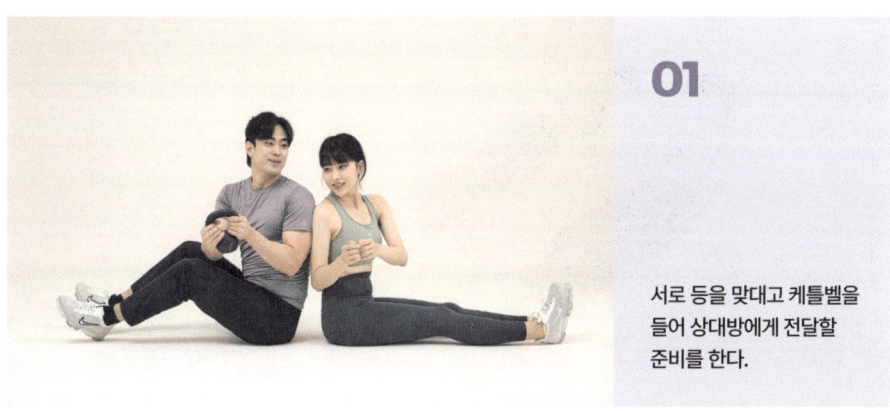

서로 등을 맞대고 케틀벨을 들어 상대방에게 전달할 준비를 한다.

02

서로 같은 방향으로 몸을 움직여서 케틀벨을 주고 받는다.

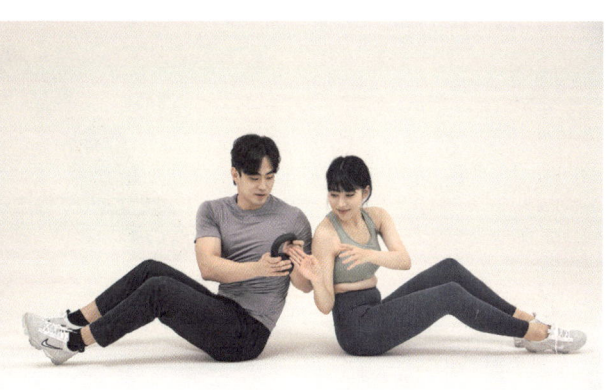

> **TIP**
> 동작이 어긋나지 않게 속도와 리듬을 맞춰 케틀벨을 건네주어야 한다.

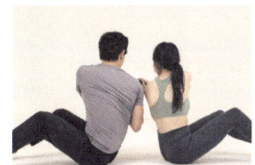 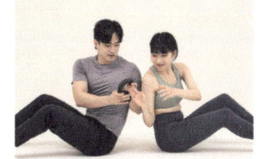

부위별 운동 방법 & 효과
가위바위보 사이드 플랭크
Side Plank

누가누가 이기나 가위바위보 커플운동 - 코어, 옆구리

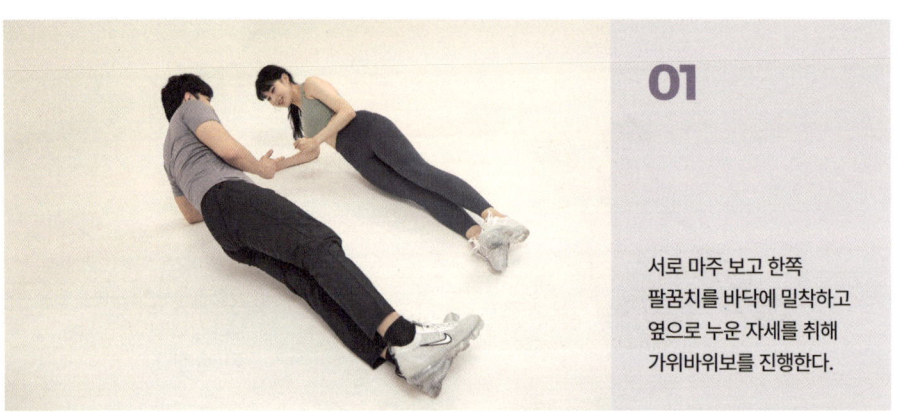

01
서로 마주 보고 한쪽 팔꿈치를 바닥에 밀착하고 옆으로 누운 자세를 취해 가위바위보를 진행한다.

02
가위바위보를 통해서 진 사람은 30초 더 진행 해준다.

TIP
어깨가 흔들리지 않게 해주고 골반이 밑으로 떨어지지 않게 한다.

부위별 운동 방법 & 효과

커플 게걸음
Crab Walk

예신이와 예랑이 한 발 한 발 함께 나아가는 **커플운동 - 중둔근, 엉덩이, 하체**

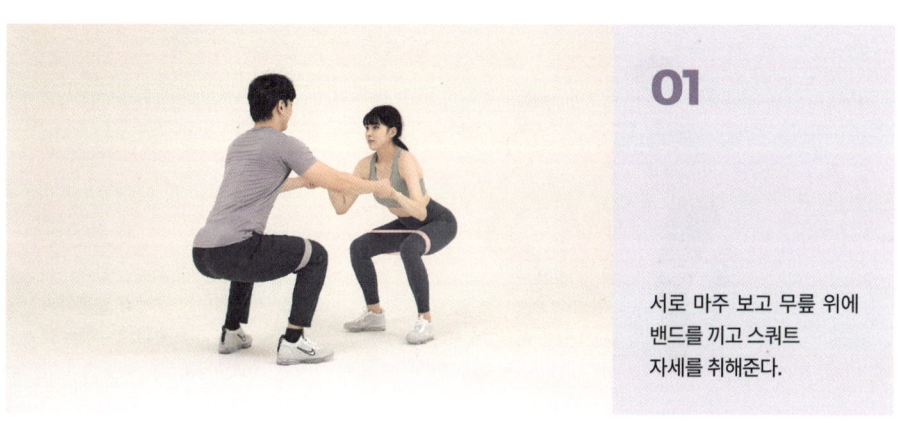

01

서로 마주 보고 무릎 위에
밴드를 끼고 스쿼트
자세를 취해준다.

02

스쿼트 자세에서
서로 손을 잡고
옆으로 한 걸음씩 가준다.

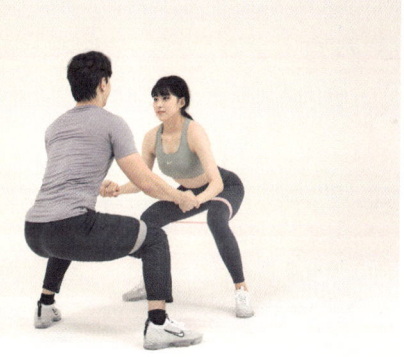

TIP

허리를 곧게 세우고 진행을 해주어야
허리 부상을 방지할 수 있다.

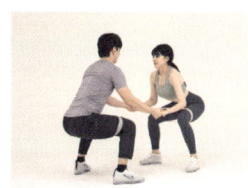

부위별 운동 방법 & 효과
푸시다운
Push Down

예신이와 예랑이가 수건으로 함께하는 **커플운동 - 삼두근, 팔뚝**

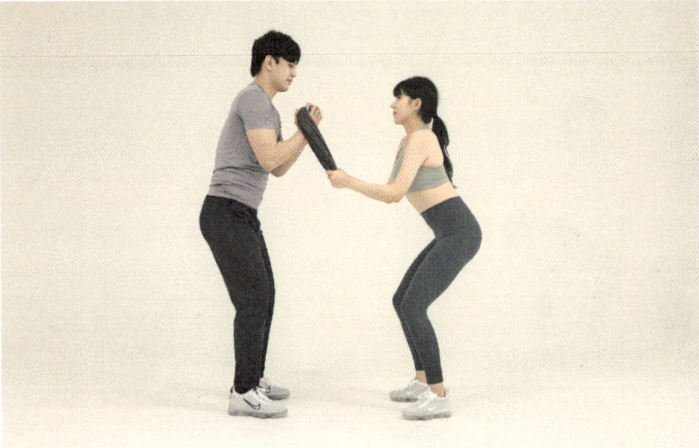

01

서로 마주 보고 수건의
예랑이는 수건의 윗부분을
예신이는 수건의 아랫부분
을 잡아준다.

02

예신이는 팔꿈치를
고정시켜 팔을 내려주고
예랑이는 수건을 잡고
버텨준다.

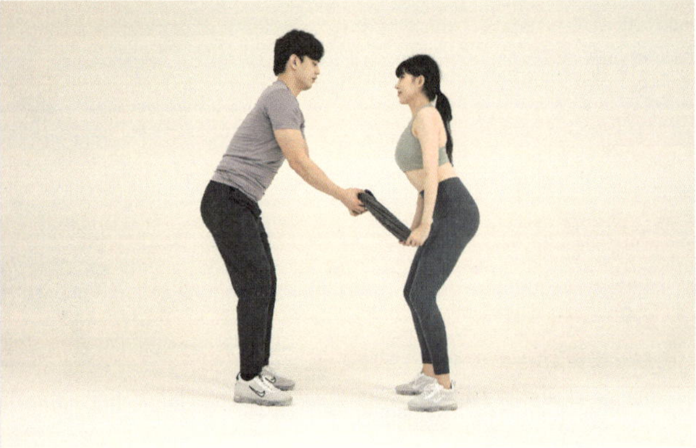

> **TIP**
>
> 팔을 내릴 때 어깨가 올라가지 않게 고정시켜준다.

부위별 운동 방법 & 효과

와이드 스쿼트
Wide Squat

단기간에 체지방을 확 태워버릴 수 있는 **커플운동** - 내전근(허벅지 안쪽), 엉덩이, 하체

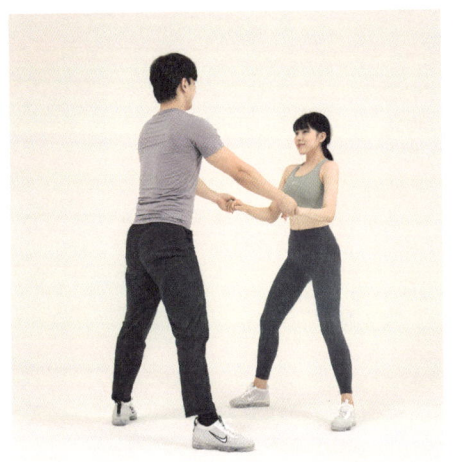 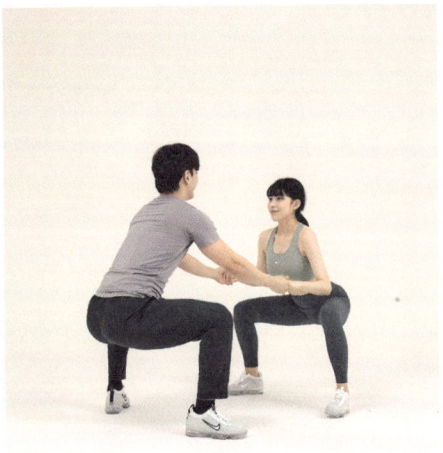

01 서로 마주 보고 가슴을 펴고 다리를 어깨너비 보다 더 넓게 벌린다.

02 앉을 때 무릎이 발끝과 같은 방향을 향하게 앉아주고, 발가락이 바닥에서 떨어지지 않게 눌러주고 상체가 앞으로 쏠리지 않게 등을 조여주어야 한다.

> **TIP**
> 호흡은 내려갈 때 들이쉬고 올라올 때는 뱉어주어야 한다.

04
따라하기 쉬운 운동 루틴

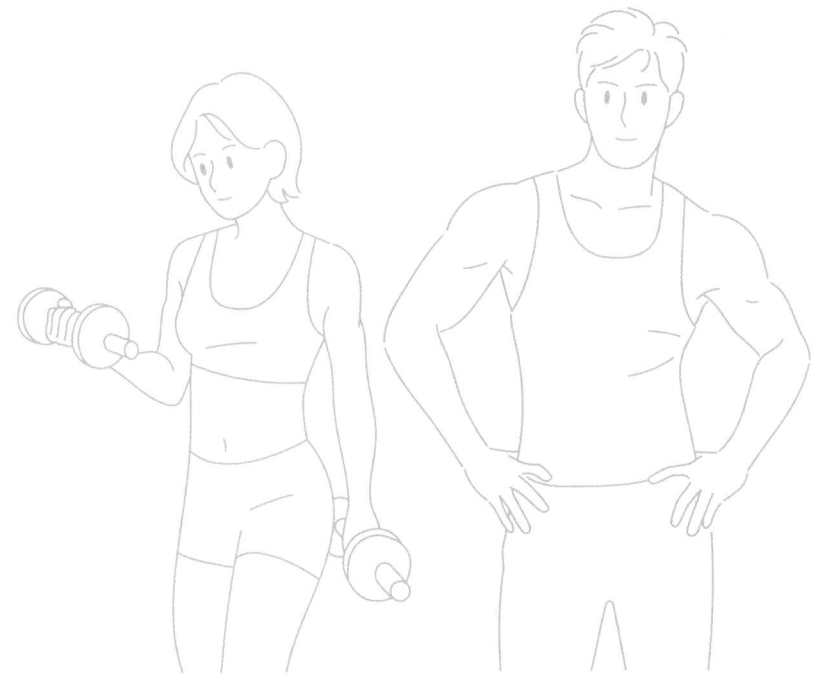

따라하기 쉬운 운동 루틴

예신이를 위한
따라하기 쉬운 **운동 루틴**!

》》》》》》》》》》》》》》》》》》

월요일 힙 & 하체	와이드 스쿼트 (20개 5세트)	굿모닝 데드리프트 (20개 3세트)	힙브릿지 (20개 3세트)	덩키킥 (양쪽 15개 4세트)
화요일 등	W레이즈 (20개 3세트)	랫 풀다운 (15개 4세트)	덤벨로우 (20개 4세트)	밴드 로우 (15개 4세트)
수요일 어깨 & 팔뚝	프런트 레이즈 (20개 4세트)	사이드 래터럴 레이즈 (15개 4세트)	케이블 푸쉬다운 (15개 4세트)	암 풀 다운 (15개 4세트)
목요일 코어 & 복근	플랭크 (1분씩 4세트)	마운틴 클라이머 (1분씩 4세트)	힙 스러스트 (15개 4세트)	힙 브릿지 (15개 4세트)
금요일 가슴 & 쇄골	인클라인 벤치프레스 (15개 4세트)	스미스 벤치프레스 (15개 4세트)	프런트 레이즈 (15개 4세트)	밴드 로우 (15개 4세트)

매일 잊지 않고 해야하는 운동

1. 버피 테스트 (20개 4세트)
2. 크런치 (20개 4세트)
3. 레그 레이즈 (15개 3세트)
4. 사이드 크런치 (15개 3세트)

>>>>>>>>>>>>>>>>>>

- 런지 (양쪽 15개 3세트)
- 클램쉘 (양쪽 15개 3세트)
- 사이드런지 (양쪽 15개 3세트)
- 싸이클 (30분)

- 암 풀 다운 (15개 4세트)
- 데드리프트 (15개 4세트)
- 런닝머신 (1시간)

- 스미스 벤치프레스 (15개 4세트)
- 푸쉬업 (10개 3세트)
- 인터벌 사이클 (30분)

- 레그 레이즈 (20개 3세트)
- 크런치 (100개)
- 짐볼 사이드 밴드 (양쪽 15개 3세트)
- 인터벌 사이클 (30분)

- 푸쉬업 (10개 3세트)
- 런닝머신 (30분)

따라하기 쉬운 운동 루틴

예랑이를 위한
따라하기 쉬운 **운동 루틴**!

>> >> >> >> >> >> >> >> >> >> >> >> >> >> >>

월요일 / 등
- 랫 풀다운 (20개 4세트)
- 암 풀 다운 (20개 4세트)
- 덤벨로우 (20개 4세트)
- W레이즈 (20개 5세트)

화요일 / 하체
- 와이드 스쿼트 (20개 5세트)
- 데드리프트 (15개 4세트)
- 힙 스러스트 (20개 4세트)
- 마운틴 클라이머 (1분씩 5세트)

수요일 / 가슴 & 팔뚝
- 스미스 벤치프레스 (15개 4세트)
- 인클라인 벤치프레스 (15개 4세트)
- 덤벨로우 (15개 4세트)
- 케이블 푸쉬다운 (15개 4세트)

목요일 / 어깨 & 등
- 사이드 래터럴 레이즈 (15개 4세트)
- 프런트 레이즈 (15개 4세트)
- 덤벨로우 (20개 4세트)
- W레이즈 (20개 5세트)

금요일 / 가슴 & 하체
- 데드리프트 (15개 4세트)
- 굿모닝 데드리프트 (15개 4세트)
- 힙 브릿지 (15개 4세트)
- 인클라인 벤치프레스 (15개 4세트)

매일 잊지 않고 해야 하는 운동

1. **크런치** (30개 5세트)
2. **짐볼 사이드 밴드** (20개 5세트)
3. **레플랭크** (1분씩 4세트)
4. **레그 레이즈** (15개 3세트)

- 데드리프트 (15개 4세트)
- 인터벌 사이클 (30분)
- 힙 스러스트 (15개 4세트)
- 런지 (양쪽 15개 3세트)
- 런닝머신 (1시간)
- 덤벨컬 (15개 4세트)
- 푸쉬업 (15개 3세트)
- 인터벌 런닝머신 (30분)
- 랫 풀다운 (15개 5세트)
- 인터벌 사이클 (30분)
- 스미스 벤치프레스 (15개 4세트)
- 런닝머신 (30분)

05
마이 체크리스트

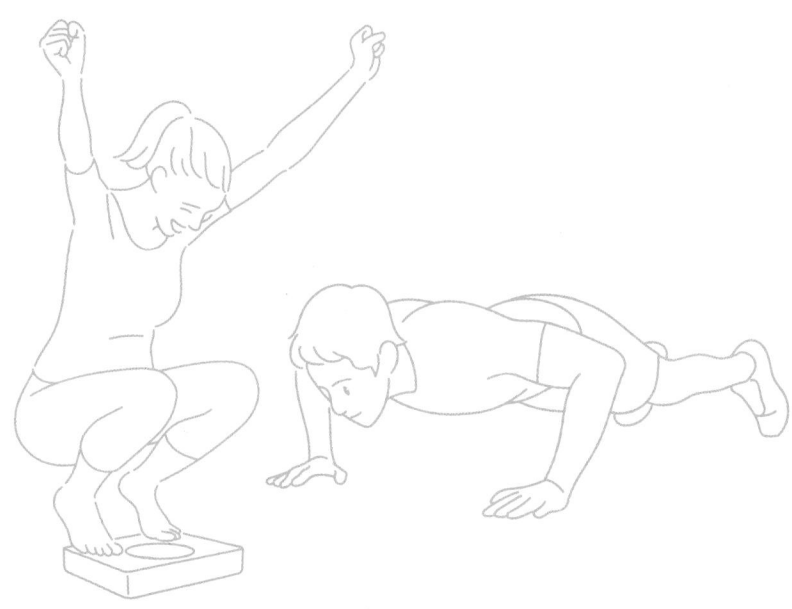

마이 체크리스트

예신이와 예랑이를 위한
치팅데이 꿀팁

★'치팅데이'란?

cheating (속이다) + day란 뜻으로 식단조절을 하며 부족했던 탄수화물을 보충하기 위해 2주~3주에 한 번 먹고 싶은 음식을 먹는 날을 뜻한다.

기초대사량이 낮아지는 것을 방지하기 위해서 치팅데이를 활용하자.
다이어트 중 섭취하는 칼로리가 낮아지면 점점 기초대사량이 낮아져 체중을 효과적으로 감소시킬 수 없다. 치팅은 효과적으로 정확한 양의 영양분을 보충해 준다는 의미로 먹으면 가장 좋다. 스트레스를 받으면 몸에는 코티솔이라는 호르몬이 나온다. 적정량의 코티솔은 지방 분해와 근육 합성에 도움을 준다. 하지만 코티솔 분비가 장기적으로 갈 경우, 몸의 균형이 깨지고 면역체계에 많은 영향을 준다. 그래서 치팅을 통해 스트레스를 해소하는 방법이 다이어트를 하는 데 효과적이다.

첫 번째 - 자주 하지 않는 것!
몸에 탄수화물을 보충해서 근력운동을 더 잘할 수 있게 하는 것인데 치팅 주기가 가깝게 되면 오히려 다이어트는 되지 않고, 식욕이 계속 늘어 식단에 대해서 소홀해질 수 있다. 때문에 정확한 양과 날짜를 정해놓고 치팅데이를 가지는 것이 좋다.

두 번째 - 메뉴를 잘 선정할 것!
밀가루 음식, 면류, 피자, 음료수 등은 탄수화물이 많기 때문에 폭식할 수 있다. 그래서 다른 메뉴를 추천한다. 함께 만나는 사람들과 같이 먹을 수 있는 샤브샤브, 회, 해산물, 생선구이류, 소고기(부채살), 쌈밥을 추천한다. 위의 음식군은 단백질과 야채, 탄수화물을 골고루 섭취하기 쉽다.

세 번째 - 기록을 남길 것!
치팅을 할 때는 꼭 기록을 남겨야 한다. 어떻게 먹었는지, 어떤 메뉴를 먹었는지, 먹고 난 후 체중 변화, 몸 상태를 기록해 두면 2~3주 지나고 다시 치팅을 할 시기에 데이터로 활용할 수 있다.

예신이 예랑이들은 다이어트를 시작하면 꼭 맞이해야 하는 다양한 모임이 있을 것이다. 약속 거절을 계속 하기 난감한 상황에서 식단을 포기하지 않고, 치팅 꿀팁들을 잘 활용하자!

마이 체크리스트

만족스러운 드레스 핏을 만들자!
예신이를 위한 식단 계획

월요일
- **아침** 고구마 100g + 브로콜리 30g + 파프리카 1/2개 + 양배추 + 틸라피아 100g
- **점심** 리코타 치즈샐러드 + 단호박 80g + 닭가슴살 100g
- **저녁** 현미밥 130g + 계란 흰자(또는 닭가슴살 100g) + 양배추 50g + 버섯 30g

화요일
- **아침** 사과 1/2개 + 아몬드 5알 + 틸라피아 100g + 방울 토마토 10알
- **점심** 샌드위치 (로스트치킨 or 터키, 빵은 허니오트, 절임 야채 제외, 소스: 올리브오일) + 아메리카노
- **저녁** 제로칼로리 음료 + 현미밥 130g + 소고기 100g(부채살, 등심, 홍두깨살, 우둔살 중 택 1)

수요일
- **아침** 오트밀 20g + 저지방 우유 1팩 + 단백질 쉐이크 1스쿱 + 블루베리 15알 + 아몬드 5알
- **점심** 방울토마토 15알 + 단호박 100g + 무가당 요거트 + 탄산수
- **저녁** 고구마 100g + 틸라피아 100g + 아스파라거스 2개 + 파프리카 1/2개 + 아몬드 두유 1팩

목요일
- **아침** 계란 흰자 4개 + 무가당 요거트 + 블루베리 15알 + 바나나 1개
- **점심** 고구마 50g + 단호박 50g + 틸라피아 100g + 아보카도 1/4개
- **저녁** 현미밥 130g + 소고기 100g + 버섯 30g + 가지구이

금요일
- **아침** 큰 토마토 1개 + 하루 견과류 1봉지 + 상추
- **점심** 고구마 100g + 양배추 + 방울 토마토 10알
- **저녁** 연어샐러드

마이 체크리스트
탄탄한 슈트 핏을 만들자!
예랑이를 위한 식단 계획

월요일
- **아침** 현미밥 150g + 닭가슴살 100g + 아몬드 두유
- **점심** 상추 + 고구마 100g + 틸라피아 100g + 아몬드
- **저녁** 현미밥 150g + 소고기 100g + 아보카도 1/2개 + 양배추

화요일
- **아침** 오트밀 30g + 저지방 우유 1팩 + 단백질 쉐이크 1스쿱 + 블루베리 15알 + 아몬드 5알
- **점심** 연어샐러드 + 틸라피아100g
- **저녁** 단호박 100g + 양배추 + 아스파라거스 3개 + 버섯 30g + 닭가슴살 100g

수요일
- **아침** 탄산수 + 계란 흰자 4개 + 아몬드 5알 + 사과 1개
- **점심** 현미밥 150g + 닭가슴살 100g + 김치 50g
- **저녁** 고구마 100g + 닭가슴살 100g + 틸라피아 100g + 제로칼로리 탄산음료

목요일
- **아침** 바나나 2개 + 아보카도 1/2개 + 방울 토마토 15알 + 아몬드 두유
- **점심** 단호박 130g + 틸라피아 100g + 오이 1/2개
- **저녁** 제로칼로리 탄산음료 + 파프리카 1개 + 현미밥 150g + 닭가슴살 200g

금요일
- **아침** 다이어트 도시락 + 닭가슴살100g
- **점심** 샌드위치 (로스트치킨 or 터키, 빵은 허니오트, 절임 야채 제외, 소스: 올리브오일) + 아메리카노
- **저녁** 현미밥 150g + 소고기 100g + 양파 1/2개 + 버섯 30g + 제로칼로리 탄산음료

마이 체크리스트

WEEKLY DIET DIARY

하루하루 식단과 운동 내용을 기록하며 계획적인 다이어트를 진행해 보세요.

아침		월 일 요일
점심	운동 기록	현재 kg
저녁		
간식		

아침		월 일 요일
점심	운동 기록	현재 kg
저녁		
간식		

아침		월 일 요일
점심	운동 기록	현재 kg
저녁		
간식		

아침		월 일 요일
점심	운동 기록	현재 kg
저녁		
간식		

_____ 주차

아침		월 일 요일
점심	운동 기록	현재 kg
저녁		
간식		

아침		월 일 요일
점심	운동 기록	현재 kg
저녁		
간식		

아침		월 일 요일
점심	운동 기록	현재 kg
저녁		
간식		

스스로 일주일을 돌아보며 피드백 하고, 마음 다지기!

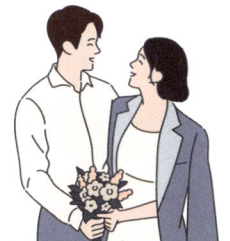

마이 체크리스트

WEEKLY DIET DIARY

하루하루 식단과 운동 내용을 기록하며 계획적인 다이어트를 진행해 보세요.

아침		월 일 요일
점심	운동 기록	현재　　kg
저녁		
간식		

아침		월 일 요일
점심	운동 기록	현재　　kg
저녁		
간식		

아침		월 일 요일
점심	운동 기록	현재　　kg
저녁		
간식		

아침		월 일 요일
점심	운동 기록	현재　　kg
저녁		
간식		

_____ **주차**

아침	월 일 요일
점심	운동 기록 현재 kg
저녁	
간식	

아침	월 일 요일
점심	운동 기록 현재 kg
저녁	
간식	

아침	월 일 요일
점심	운동 기록 현재 kg
저녁	
간식	

스스로 일주일을 돌아보며 피드백 하고, 마음 다지기!

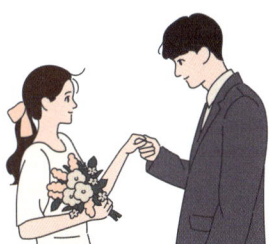

마이 체크리스트

WEEKLY DIET DIARY

하루하루 식단과 운동 내용을 기록하며 계획적인 다이어트를 진행해 보세요.

아침		월 일 요일
점심	운동 기록	현재 kg
저녁		
간식		

아침		월 일 요일
점심	운동 기록	현재 kg
저녁		
간식		

아침		월 일 요일
점심	운동 기록	현재 kg
저녁		
간식		

아침		월 일 요일
점심	운동 기록	현재 kg
저녁		
간식		

_____ **주차**

아침	월 일 요일
점심	운동 기록　　　　현재　kg
저녁	
간식	

아침	월 일 요일
점심	운동 기록　　　　현재　kg
저녁	
간식	

아침	월 일 요일
점심	운동 기록　　　　현재　kg
저녁	
간식	

스스로 일주일을 돌아보며 피드백 하고, 마음 다지기!

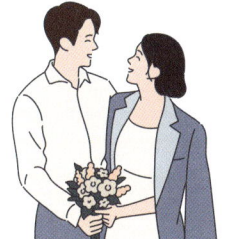

마이 체크리스트
WEEKLY DIET DIARY
하루하루 식단과 운동 내용을 기록하며 계획적인 다이어트를 진행해 보세요.

아침		월 일 요일
점심	운동 기록	현재 kg
저녁		
간식		

아침		월 일 요일
점심	운동 기록	현재 kg
저녁		
간식		

아침		월 일 요일
점심	운동 기록	현재 kg
저녁		
간식		

아침		월 일 요일
점심	운동 기록	현재 kg
저녁		
간식		

_____ 주차

아침	월 일 요일
점심	운동 기록　　　　　현재　　kg
저녁	
간식	

아침	월 일 요일
점심	운동 기록　　　　　현재　　kg
저녁	
간식	

아침	월 일 요일
점심	운동 기록　　　　　현재　　kg
저녁	
간식	

스스로 일주일을 돌아보며 피드백 하고, 마음 다지기!

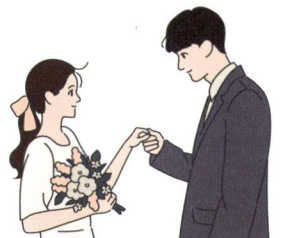

마이 체크리스트

WEEKLY DIET DIARY

하루하루 식단과 운동 내용을 기록하며 계획적인 다이어트를 진행해 보세요.

아침			월 일 요일
점심		운동 기록	현재 kg
저녁			
간식			

아침			월 일 요일
점심		운동 기록	현재 kg
저녁			
간식			

아침			월 일 요일
점심		운동 기록	현재 kg
저녁			
간식			

아침			월 일 요일
점심		운동 기록	현재 kg
저녁			
간식			

_____ **주차**

아침	월 일 요일
점심	운동 기록　　　　현재　　kg
저녁	
간식	

아침	월 일 요일
점심	운동 기록　　　　현재　　kg
저녁	
간식	

아침	월 일 요일
점심	운동 기록　　　　현재　　kg
저녁	
간식	

스스로 일주일을 돌아보며 피드백 하고, 마음 다지기!

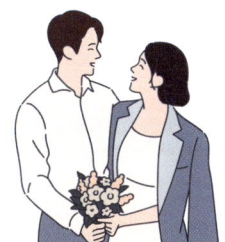

마이 체크리스트

WEEKLY DIET DIARY

하루하루 식단과 운동 내용을 기록하며 계획적인 다이어트를 진행해 보세요.

아침		월 일 요일
점심	운동 기록	현재 kg
저녁		
간식		

아침		월 일 요일
점심	운동 기록	현재 kg
저녁		
간식		

아침		월 일 요일
점심	운동 기록	현재 kg
저녁		
간식		

아침		월 일 요일
점심	운동 기록	현재 kg
저녁		
간식		

_____ 주차

아침	월 일 요일
점심	운동 기록 현재 kg
저녁	
간식	

아침	월 일 요일
점심	운동 기록 현재 kg
저녁	
간식	

아침	월 일 요일
점심	운동 기록 현재 kg
저녁	
간식	

스스로 일주일을 돌아보며 피드백 하고, 마음 다지기!

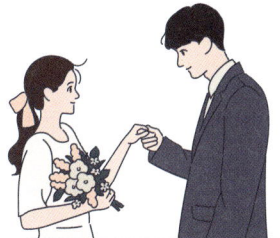

마이 체크리스트
WEEKLY DIET DIARY
하루하루 식단과 운동 내용을 기록하며 계획적인 다이어트를 진행해 보세요.

아침				
점심		월	일	요일
저녁	운동 기록		현재	kg
간식				

아침				
점심		월	일	요일
저녁	운동 기록		현재	kg
간식				

아침				
점심		월	일	요일
저녁	운동 기록		현재	kg
간식				

아침				
점심		월	일	요일
저녁	운동 기록		현재	kg
간식				

_____ 주차

아침	월 일 요일
점심	운동 기록　　　　현재　　kg
저녁	
간식	

아침	월 일 요일
점심	운동 기록　　　　현재　　kg
저녁	
간식	

아침	월 일 요일
점심	운동 기록　　　　현재　　kg
저녁	
간식	

스스로 일주일을 돌아보며 피드백 하고, 마음 다지기!

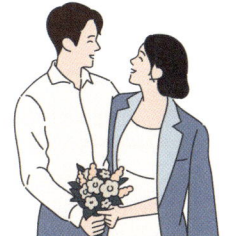

마이 체크리스트

WEEKLY DIET DIARY
하루하루 식단과 운동 내용을 기록하며 계획적인 다이어트를 진행해 보세요.

아침		월 일 요일
점심	운동 기록	현재 kg
저녁		
간식		

아침		월 일 요일
점심	운동 기록	현재 kg
저녁		
간식		

아침		월 일 요일
점심	운동 기록	현재 kg
저녁		
간식		

아침		월 일 요일
점심	운동 기록	현재 kg
저녁		
간식		

_____ 주차

아침	월 일 요일
점심	운동 기록　　　　　현재　　kg
저녁	
간식	

아침	월 일 요일
점심	운동 기록　　　　　현재　　kg
저녁	
간식	

아침	월 일 요일
점심	운동 기록　　　　　현재　　kg
저녁	
간식	

스스로 일주일을 돌아보며 피드백 하고, 마음 다지기!

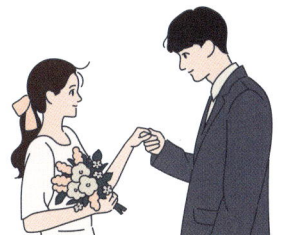

마이 체크리스트

WEEKLY DIET DIARY

하루하루 식단과 운동 내용을 기록하며 계획적인 다이어트를 진행해 보세요.

아침		월 일 요일
점심	운동 기록	현재 kg
저녁		
간식		

아침		월 일 요일
점심	운동 기록	현재 kg
저녁		
간식		

아침		월 일 요일
점심	운동 기록	현재 kg
저녁		
간식		

아침		월 일 요일
점심	운동 기록	현재 kg
저녁		
간식		

_____ 주차

	월 일 요일
아침	운동 기록　　　현재　　kg
점심	
저녁	
간식	

	월 일 요일
아침	운동 기록　　　현재　　kg
점심	
저녁	
간식	

	월 일 요일
아침	운동 기록　　　현재　　kg
점심	
저녁	
간식	

스스로 일주일을 돌아보며 피드백 하고, 마음 다지기!

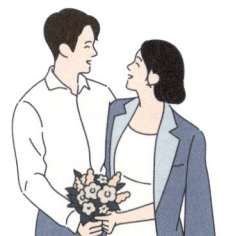

마이 체크리스트

WEEKLY DIET DIARY

하루하루 식단과 운동 내용을 기록하며 계획적인 다이어트를 진행해 보세요.

아침		월 일 요일
점심	운동 기록	현재 kg
저녁		
간식		

아침		월 일 요일
점심	운동 기록	현재 kg
저녁		
간식		

아침		월 일 요일
점심	운동 기록	현재 kg
저녁		
간식		

아침		월 일 요일
점심	운동 기록	현재 kg
저녁		
간식		

_____ **주차**

아침		월 일 요일
점심	운동 기록	현재 kg
저녁		
간식		

아침		월 일 요일
점심	운동 기록	현재 kg
저녁		
간식		

아침		월 일 요일
점심	운동 기록	현재 kg
저녁		
간식		

스스로 일주일을 돌아보며 피드백 하고, 마음 다지기!

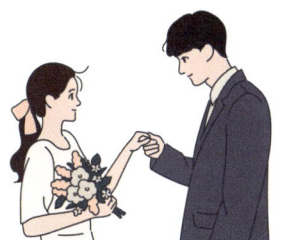

마이 체크리스트

WEEKLY DIET DIARY

하루하루 식단과 운동 내용을 기록하며 계획적인 다이어트를 진행해 보세요.

아침		월 일 요일
점심	운동 기록	현재 kg
저녁		
간식		

아침		월 일 요일
점심	운동 기록	현재 kg
저녁		
간식		

아침		월 일 요일
점심	운동 기록	현재 kg
저녁		
간식		

아침		월 일 요일
점심	운동 기록	현재 kg
저녁		
간식		

_____ 주차

아침		월 일 요일
점심	운동 기록	현재 kg
저녁		
간식		

아침		월 일 요일
점심	운동 기록	현재 kg
저녁		
간식		

아침		월 일 요일
점심	운동 기록	현재 kg
저녁		
간식		

스스로 일주일을 돌아보며 피드백 하고, 마음 다지기!

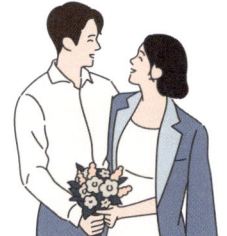

마이 체크리스트

WEEKLY DIET DIARY

하루하루 식단과 운동 내용을 기록하며 계획적인 다이어트를 진행해 보세요.

		월 일 요일
아침	운동 기록	현재 kg
점심		
저녁		
간식		

		월 일 요일
아침	운동 기록	현재 kg
점심		
저녁		
간식		

		월 일 요일
아침	운동 기록	현재 kg
점심		
저녁		
간식		

		월 일 요일
아침	운동 기록	현재 kg
점심		
저녁		
간식		

_____ 주차

아침		월　일　요일
점심		운동 기록　　　　　현재　　kg
저녁		
간식		

아침		월　일　요일
점심		운동 기록　　　　　현재　　kg
저녁		
간식		

아침		월　일　요일
점심		운동 기록　　　　　현재　　kg
저녁		
간식		

스스로 일주일을 돌아보며 피드백 하고, 마음 다지기!

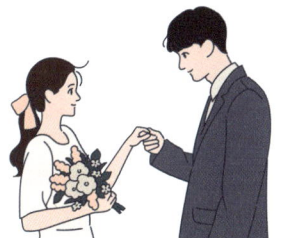

마이 체크리스트
WEEKLY DIET DIARY
하루하루 식단과 운동 내용을 기록하며 계획적인 다이어트를 진행해 보세요.

아침		월 일 요일
점심	운동 기록	현재 kg
저녁		
간식		

아침		월 일 요일
점심	운동 기록	현재 kg
저녁		
간식		

아침		월 일 요일
점심	운동 기록	현재 kg
저녁		
간식		

아침		월 일 요일
점심	운동 기록	현재 kg
저녁		
간식		

_____ 주차

아침	월 일 요일
점심	운동 기록 현재 kg
저녁	
간식	

아침	월 일 요일
점심	운동 기록 현재 kg
저녁	
간식	

아침	월 일 요일
점심	운동 기록 현재 kg
저녁	
간식	

스스로 일주일을 돌아보며 피드백 하고, 마음 다지기!

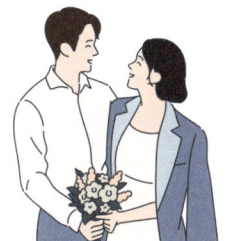

마이 체크리스트

WEEKLY DIET DIARY

하루하루 식단과 운동 내용을 기록하며 계획적인 다이어트를 진행해 보세요.

아침		월 일 요일
점심	운동 기록	현재 kg
저녁		
간식		

아침		월 일 요일
점심	운동 기록	현재 kg
저녁		
간식		

아침		월 일 요일
점심	운동 기록	현재 kg
저녁		
간식		

아침		월 일 요일
점심	운동 기록	현재 kg
저녁		
간식		

_____ 주차

	월　　일　　요일
아침	
점심	운동 기록　　　　　현재　　kg
저녁	
간식	

	월　　일　　요일
아침	
점심	운동 기록　　　　　현재　　kg
저녁	
간식	

	월　　일　　요일
아침	
점심	운동 기록　　　　　현재　　kg
저녁	
간식	

스스로 일주일을 돌아보며 피드백 하고, 마음 다지기!

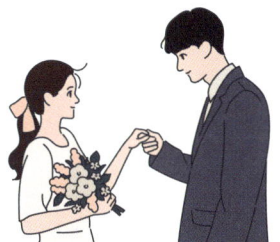

마이 체크리스트

WEEKLY DIET DIARY

하루하루 식단과 운동 내용을 기록하며 계획적인 다이어트를 진행해 보세요.

아침		월 일 요일
점심	운동 기록	현재 kg
저녁		
간식		

아침		월 일 요일
점심	운동 기록	현재 kg
저녁		
간식		

아침		월 일 요일
점심	운동 기록	현재 kg
저녁		
간식		

아침		월 일 요일
점심	운동 기록	현재 kg
저녁		
간식		

_____ **주차**

	월　일　요일
아침	운동 기록　　　　현재　　kg
점심	
저녁	
간식	

	월　일　요일
아침	운동 기록　　　　현재　　kg
점심	
저녁	
간식	

	월　일　요일
아침	운동 기록　　　　현재　　kg
점심	
저녁	
간식	

스스로 일주일을 돌아보며 피드백 하고, 마음 다지기!

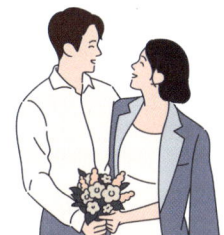

마이 체크리스트

WEEKLY DIET DIARY

하루하루 식단과 운동 내용을 기록하며 계획적인 다이어트를 진행해 보세요.

아침		월 일 요일
점심	운동 기록	현재 kg
저녁		
간식		

아침		월 일 요일
점심	운동 기록	현재 kg
저녁		
간식		

아침		월 일 요일
점심	운동 기록	현재 kg
저녁		
간식		

아침		월 일 요일
점심	운동 기록	현재 kg
저녁		
간식		

_____ 주차

아침	월 일 요일
점심	운동 기록 현재 kg
저녁	
간식	

아침	월 일 요일
점심	운동 기록 현재 kg
저녁	
간식	

아침	월 일 요일
점심	운동 기록 현재 kg
저녁	
간식	

스스로 일주일을 돌아보며 피드백 하고, 마음 다지기!

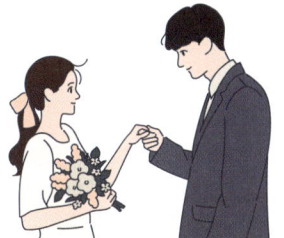

마이 체크리스트

WEEKLY DIET DIARY
하루하루 식단과 운동 내용을 기록하며 계획적인 다이어트를 진행해 보세요.

아침		월 일 요일
점심	운동 기록	현재 kg
저녁		
간식		

아침		월 일 요일
점심	운동 기록	현재 kg
저녁		
간식		

아침		월 일 요일
점심	운동 기록	현재 kg
저녁		
간식		

아침		월 일 요일
점심	운동 기록	현재 kg
저녁		
간식		

_____ 주차

아침		월 일 요일
점심		운동 기록　　　현재　　kg
저녁		
간식		

아침		월 일 요일
점심		운동 기록　　　현재　　kg
저녁		
간식		

아침		월 일 요일
점심		운동 기록　　　현재　　kg
저녁		
간식		

스스로 일주일을 돌아보며 피드백 하고, 마음 다지기!

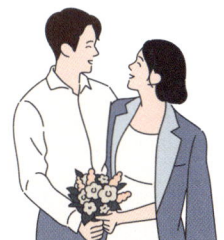

마이 체크리스트

WEEKLY DIET DIARY

하루하루 식단과 운동 내용을 기록하며 계획적인 다이어트를 진행해 보세요.

아침		월 일 요일
점심	운동 기록	현재 kg
저녁		
간식		

아침		월 일 요일
점심	운동 기록	현재 kg
저녁		
간식		

아침		월 일 요일
점심	운동 기록	현재 kg
저녁		
간식		

아침		월 일 요일
점심	운동 기록	현재 kg
저녁		
간식		

_____ **주차**

아침		월 일 요일
점심	운동 기록	현재　　kg
저녁		
간식		

아침		월 일 요일
점심	운동 기록	현재　　kg
저녁		
간식		

아침		월 일 요일
점심	운동 기록	현재　　kg
저녁		
간식		

스스로 일주일을 돌아보며 피드백 하고, 마음 다지기!

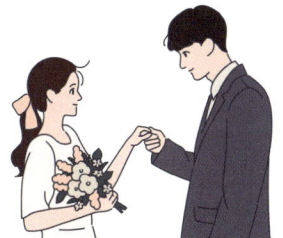

마이 체크리스트

WEEKLY DIET DIARY

하루하루 식단과 운동 내용을 기록하며 계획적인 다이어트를 진행해 보세요.

아침		월　일　요일
점심	운동 기록	현재　　kg
저녁		
간식		

아침		월　일　요일
점심	운동 기록	현재　　kg
저녁		
간식		

아침		월　일　요일
점심	운동 기록	현재　　kg
저녁		
간식		

아침		월　일　요일
점심	운동 기록	현재　　kg
저녁		
간식		

_____ 주차

아침	월 일 요일
점심	운동 기록　　　　현재　　kg
저녁	
간식	

아침	월 일 요일
점심	운동 기록　　　　현재　　kg
저녁	
간식	

아침	월 일 요일
점심	운동 기록　　　　현재　　kg
저녁	
간식	

스스로 일주일을 돌아보며 피드백 하고, 마음 다지기!

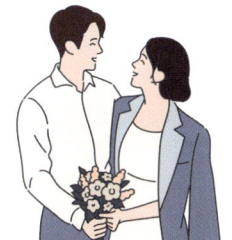

마이 체크리스트

WEEKLY DIET DIARY

하루하루 식단과 운동 내용을 기록하며 계획적인 다이어트를 진행해 보세요.

아침		월 일 요일
점심		운동 기록 현재 kg
저녁		
간식		

아침		월 일 요일
점심		운동 기록 현재 kg
저녁		
간식		

아침		월 일 요일
점심		운동 기록 현재 kg
저녁		
간식		

아침		월 일 요일
점심		운동 기록 현재 kg
저녁		
간식		

_____ 주차

	월 일 요일
아침	운동 기록　　　　　　현재　　kg
점심	
저녁	
간식	

	월 일 요일
아침	운동 기록　　　　　　현재　　kg
점심	
저녁	
간식	

	월 일 요일
아침	운동 기록　　　　　　현재　　kg
점심	
저녁	
간식	

스스로 일주일을 돌아보며 피드백 하고, 마음 다지기!

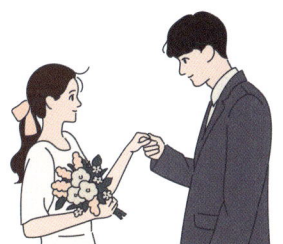

마이 체크리스트

WEEKLY DIET DIARY

하루하루 식단과 운동 내용을 기록하며 계획적인 다이어트를 진행해 보세요.

아침		월 일 요일
점심	운동 기록	현재 kg
저녁		
간식		

아침		월 일 요일
점심	운동 기록	현재 kg
저녁		
간식		

아침		월 일 요일
점심	운동 기록	현재 kg
저녁		
간식		

아침		월 일 요일
점심	운동 기록	현재 kg
저녁		
간식		

_____ 주차

아침	월 일 요일
점심	운동 기록　　　현재　kg
저녁	
간식	

아침	월 일 요일
점심	운동 기록　　　현재　kg
저녁	
간식	

아침	월 일 요일
점심	운동 기록　　　현재　kg
저녁	
간식	

스스로 일주일을 돌아보며 피드백 하고, 마음 다지기!

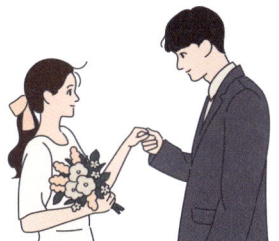

웨 딩
다이어트
100일 대작전

펴 낸 날   2021년 11월 15일

지 은 이   박상우
펴 낸 이   이기성
편집팀장   이윤숙
기획편집   북티베이션
책임마케팅 강보현, 김성욱
펴 낸 곳   도서출판 생각나눔
출판등록   제 2018-000288호
주   소   서울 잔다리로7안길 22, 태성빌딩 3층
전   화   02-325-5100
팩   스   02-325-5101
홈페이지   www.생각나눔.kr
이 메 일   bookmain@think-book.com

- 책값은 표지 뒷면에 표기되어 있습니다.
  ISBN 979-11-7048-307-6(13590)

Copyright ⓒ 2021 by 박상우 All rights reserved.
- 이 책은 저작권법에 따라 보호받는 저작물이므로 무단전재와 복제를 금지합니다.
- 잘못된 책은 구입하신 곳에서 바꾸어 드립니다.